名院名医谈健康

摆脱
不孕不育

北京大学第三医院生殖中心主任医师　王颖/编著

中国人口出版社
China Population Publishing House
全国百佳出版单位

序言

新婚燕尔的甜蜜过后，要一个聪明可爱的小宝宝就成了很多夫妇的心愿，但有些夫妇却迟迟不能如愿，不孕不育就如同一道深涧横亘在他们通往幸福生活的大道上。虽然不孕不育不会危及生命，但它给患者带来的精神上的焦虑，对孩子的渴望与失望，夫妇间的抱怨，往往会导致婚姻危机，这无论是对家庭和睦，还是对社会安定显然都很不利。

不孕不育包括不孕症和不育症，如果男女双方同居并有正常性生活一年以上，没有采取任何避孕措施的情况下女方仍未怀孕称为不孕不育症，因女性原因导致的称为不孕症，因男性原因导致配偶不孕的，称为不育症。引发男女不孕不育的原因很多，如女方排卵障碍或不排卵、输卵管不通、炎症、结核或子宫内膜异位症，男方少精或弱精等，都可以导致不孕不育。

目前，我国育龄人群不孕不育率由20年前的3%攀升至现在的12.5%～15%，每日坐在各大医院生殖医学门诊求医的夫妇们，都会排起长长的队伍。

其实，对于某些不孕不育，人们是完全可以预防，甚至可以避免的。这就要求人们掌握不孕不育的基本知识，知道什么是不孕不育，知道不孕不育的发病原因、治疗方式、饮食保健，甚至也要了解被人们吹嘘得天花乱坠的"试管婴儿"也有一些缺陷与弊端。

目录

第一章 认识不孕不育 001

什么是不孕不育 002

孕育的条件 004

女性不孕的影响因素 007

男性不育的影响因素 009

女性不孕有哪些征兆 011

男性不育有哪些征兆 013

心情因素导致不孕不育 015

流产导致不孕 017

肥胖导致不孕不育 019

糖尿病与不孕不育 021

过度健身易致不孕不育 023

第二章 **不孕不育怎样预防** **025**

孕育前的检查 026

女性要爱护你的卵巢 028

好生活习惯造就美满 030

习惯性流产不孕要预防 032

预防不孕从预防妇科疾病开始 034

预防不育从预防传染病开始 038

青春期的预防 041

避免抗精子抗体产生 042

远离盲目减肥，减出健康"骨感美" 044

第三章 **不孕不育的中医治疗** **047**

输卵管不通的中医疗法 048

男性小心精液异常性不育 049

性功能障碍引起的不育 054

子宫发育不良性不孕 057

子宫内膜异位症不孕 059

慢性宫颈炎易引起女性不孕 062

中医对男性不育的认识 064

早泄性不育症的效验妙方 066

目录

第四章 **不孕不育的西医疗法** **069**

西医治疗女性排卵功能障碍 070

输卵管性不孕症的误区与治疗方法 072

卵巢性不孕的西医疗法 075

射精障碍性不育的治疗 077

精子异常引起的不育 079

生殖器异常引起的不育 081

免疫学因素导致的不孕不育 085

夫妻生活失调 086

不孕不育患者的用药禁忌 088

第五章 **健康孕育从饮食开始** **091**

健康孕育的饮食原则 092

可以提高生育能力的食物 095

女性不孕食疗方 097

男性不育食疗方 101

可导致女性不孕的食物 108

远离导致不育的饮食习惯 109

妇科炎症的饮食原则与疗法 112

不孕不育的药膳调养 113

第六章 人工受精与人工授精要知道的事 119

人工"受"精与人工"授"精...120

做试管婴儿时的准备工作...121

试管婴儿的成功率和影响因素...123

不是每对夫妇都可以做试管婴儿...125

不要轻易做试管婴儿...126

人工授精的分类及过程...130

哪些人适合做人工授精...133

人工授精一定会怀孕吗...136

第一章

认识不孕不育

人体是一个奇妙的"仪器"，有着人类自己也叹为观止的精致与微妙，小到细胞，大到器官，身体上的每个部分都是那么的神奇，比如孕育。孕育是地球生物史上最为神奇、伟大的壮举，但也最为"脆弱"，身体的"些微"变化就会影响孕育，造成不孕不育。要避免不孕不育，就从详细地了解它开始。

✚ 什么是不孕不育

国内教科书上通常认为：成人男女双方同居并有正常性生活两年以上，在未采取任何避孕措施的情况下没有怀孕，就称为不孕症。国外也有将时间界定为1年或3年的，本书中采用国内常用标准。不孕不育分为不孕症和不育症。因女性原因导致的称女性不孕症，因男性原因导致配偶不孕者，称男性不育症。虽能使女性受孕但因种种原因导致流产而不能生产存活婴儿的称为不育症。下面详细介绍一下女性不孕和男性不育的分类情况。

女性不孕

女性不孕按不同的标准可有多种分类：

● 根据不孕的性质可分为生理性不孕和病理性不孕。在哺乳期和绝经期的不孕称为生理性不孕；由于各种疾病引起的不孕称为病理性不孕。

● 根据是否有过妊娠史可分为原发性不孕和继发性不孕。婚后两年内从未妊娠者称为原发性不孕。曾有过妊娠而后来有规律的性生活未采用避孕措施，连续两年不孕者称为继发性不孕。

● 根据是否有怀孕的可能分为绝对不孕和相对不孕。夫妇一方或双方有先天或后天、解剖或生理方面的缺陷且无法纠正而不能妊娠称为绝对不孕。夫妇一方或双方因某些因素阻碍受孕，导致暂时性不孕，一旦该因素得到纠正仍能受孕者称为相对不孕。

● 根据引起女性不孕的病变器官的不同可分为卵巢性不孕、输卵管性不孕和子宫性不孕。

此外，还有先天性生殖系统发育性不孕，免疫性不孕，诸多降低生育能力因素导致的不孕，医源性不孕，非特异性、特异性及性传播性感染性不孕等。

男性不育

男性不育在过去曾分为男性不育症和男性不孕症两种。男性不育症是指丈夫可使妻子怀孕，但胎儿不能存活，如发生流产、死胎等情况；男性不孕症指丈夫不能使妻子怀孕。当前已不再对其详细区分，统称为男性不育症。世界卫生组织对男性不育的定义为：至少有12个月的不避孕性生活史，而仍未受孕。目前我国普遍接受的定义为：至少有2年以上的不避孕性生活史而未能使妻子受孕。其分类具体如下：

● 按不育病史分类：可分为原发性不育与继发性不育。前者指婚后从未有过生育，后者指曾有一次或几次生育，之后2年以上，没有采用避孕措施，仍未再有生育者；

● 按治疗可能性分类：可分为绝对性不育和相对性不育。无治疗成功希望的不育症称绝对性不育，有治疗成功希望的不育症称相对性不育；

● 按病因性质分类：可分为生理性不育和病理性不育、先天性不育和后天性不育、器质性不育和功能性不育；

● 按引起不育的病因分类：可分为干扰不同的生殖环节性不育及精液检验的异常状态性不育。

健康小贴士 >>>

在我国，不管社会怎样发展，"不孝有三无后为大"依旧是人们根深蒂固的思想，得了不孕不育症的夫妇，在家庭伦理、地方习俗等多方面的社会压力下总是在全国范围内不断地寻求诊断和治疗。但由于医学知识的匮乏，很多患者并不知道，不孕不育是一种临床表现而不是一个独立的疾病，它可由多种疾病引起。国内治疗不孕不育的医疗机构到处可见，但治疗的方法和门类却各有不同，除了正规医院外，更有不少个体门诊和不育门诊，这些门诊有的甚至声称"包治不育症"，对此，患者千万不能轻信，要知道，只有在对病因进行精确的诊断后，选择适当的治疗措施，才有可能获得满意的效果。所以，不孕不育患者一定要按需求医治疗，切勿病急乱投医。

孕育的条件

　　受孕是一个奇妙而复杂的生理过程，现代生殖医学表明，来自男性的精子经女性阴道、宫颈管到达输卵管壶腹部，与来自女性卵巢经输卵管伞而至的卵子在此处相遇，精卵结合形成受精卵，受精卵再不断分裂并经输卵管到达子宫，种植于子宫内膜，在此继续分化形成胎儿，至此受孕结束。一个成功的受孕过程需要很多必备条件：卵巢排出的卵子正常，精液中含有正常活动的精子，卵子和精子在输卵管内结合成孕卵并被输入子宫腔，有适合孕卵着床的子宫内膜。这些条件只要有一个不符合，就会使受孕受到阻碍，导致不孕症的发生。

　　即使受孕成功，也不要以为大功告成了，正所谓"十月怀胎"，胎儿要在母体内生活10个月，它需要的一切都要靠母体提供，包括睡觉所需的"温床"、能够吃饱的"营养"，受精卵本身还要有足够健康的体魄。在现代社会，"先兆流产"、"受精卵不发育"已不是什么新鲜名词，随着育龄渐长、环境刺激、自身体质下降等现象越来越普遍，城市孕妇自然流产率在不断上升，已高达15％～20％。所以成功受孕后，为了使足月怀胎、自然生产顺利进行，孕妇还需要注意多方面的问题。

●受孕的过程示意图

子宫环境要温和

　　胎儿在子宫里成长所需的营养主要是靠脐带从母体吸收。如果子宫血供出现障碍，或者居住环境不合适，胎儿很可能会委屈地流走。

中医认为"宫寒"即"子宫寒冷"会影响受孕和胎儿在子宫里安居，这里的"子宫"是中医里的广义范围，包括子宫、卵巢、附件在内的多种器官和它们的功能。

中医认为，血是女性身体康泰的根本，有血才有女性一身的体健貌端。而血液运行最要紧的是按时，盈涨亏落有时，方能成孕做胎。如果血气遭遇寒邪，就会损伤子宫阳气，血液凝滞，子宫虚寒，胎儿容易流产。宫寒的表现有很多，主要有月经推迟、月经量少且颜色黑、有血块、白带量多、夜尿多。宫寒的女性在准备怀孕前需要先调理子宫环境，给胎儿创造一个良好的成长环境。

支支招：如果准备怀孕的女性因为宫寒导致子宫环境不够理想，除了去看中医外，还可以在家试试下面的食疗方。

艾叶生姜蛋

艾叶10克、生姜15克、水1碗煎至半碗去渣，鸡蛋1个去壳搅拌，放入汤内煮熟服食，每日1次。

鹿茸酒

鹿茸3克、山药30克、白酒500毫升。把鹿茸、山药切片，装入纱布袋内，扎紧口，放入酒罐内，再倒入白酒，浸7天即成。每次服10毫升，每天2次。

称职的内分泌系统

胎儿在子宫里安全生长，离不开"保镖"——内分泌系统的称职看守。

黄体酮是孕期强大支持的主力激素，它从排卵期开始分泌，增厚子宫内膜为受精卵着床做准备，孕期分泌量增大，帮助准妈妈放松全身肌肉尤其是腹部肌肉。腹部肌肉松弛会减慢消化速度，使营养吸收更充分；扩张血管降低血压，最重要的是能使子宫肌肉层放松，防止宫缩过度，从而保证胎儿的安全生长。

由于现代社会生活节奏的不断加快，来自家庭、工作的巨大压力可能会造成孕妇过度紧张，身体肌肉收缩加重。这种情绪波动的加大会更显著地作用于内分泌系统，造成黄体酮分泌不足，子宫收缩过快，胎儿很可能会被作为异物挤出"宫门"。

支支招：（1）定期去医院检测激素水平。（2）注重精神调养。适时减压，调整好状态，要知道孕期母婴的健康重于一切。

正常的母体营养供应

胎儿健康成长所需的营养全靠母亲提供。只有母体消化吸收充分，胎儿才能从母体吸收到营养充足的"食粮"，全面发育成长；如果母体吸收不良，胎儿就会营养不足，甚至可能造成流产。

支支招：（1）通过饮食改变体内的酸碱度，创造一个适宜精子活动的环境。多吃一些富含钙、镁的食物，如不含盐的奶制品、牛肉、鸡蛋、花生、核桃、杏仁；含钾、钠多的偏碱性食物，如各种果汁、白薯、土豆、栗子。

（2）补充维生素。叶酸和其他维生素与孕育关系密切。目前国内建议怀孕前3个月服用叶酸，但实际上大部分女性都需要叶酸，只是孕妇的需要量更大而已。如果女性体内的叶酸、其他维生素和矿物质时刻处于充足状态，那么，这时的女性就像一辆加满油的汽车，随时可以发动。

健康小贴士 >>>

女性孕期内在生活各个方面都需要注意，尤其是饮食方面更要注意少吃以下两类食物：

辛辣食物：辛辣食物会引起胃肠功能紊乱，出现胃部不适、便秘等症状。怀孕后胎儿不断长大，本身就影响孕妇的消化功能，再加上孕妇一直消化不良，这不但会加重孕妇的症状，也会影响孕妇对胎儿营养的供给。

高糖食物：经常食用高糖食物，有可能引起糖代谢紊乱，甚至成为潜在的糖尿病患者。如果怀孕，由于孕妇摄入量增加，很容易出现孕期糖尿病。这不仅危害孕妇健康，更危及体内的胎儿成长，甚至会失去胎儿。

女性不孕的影响因素

据统计，现代女性不孕症的发生几率有不断上升趋势，除了众所周知的人流、吸烟、年龄因素影响怀孕外，医学上对影响女性不孕的因素有着更为细致、科学的划分。

生殖器官因素

阴道因素。由于少数女性先天阴道闭锁或阴道中隔，在性交时会产生障碍，精子无法进入女方生殖道。霉菌、滴虫、淋球菌等疾病感染造成的阴道炎症会改变阴道生化环境，从而使精子的活动力和生存能力降低，影响受孕机会。

输卵管因素。输卵管作为输送卵子的唯一通道，先天性过长或狭窄以及输卵管炎症引起的管腔闭塞、积水或粘连，都会使精子、卵子运行受到阻碍，继而影响受孕成功的几率。结核、内膜异位症、滴虫、淋病及其他病原菌感染都可造成输卵管炎症，输卵管疾病是导致 不孕的重要原因，其几率约占女性不孕的25%左右。

卵巢因素。卵巢未发育或发育不全、卵巢肿瘤等卵巢本身病变以及各种急慢性疾病和传染性疾病都可能使卵巢发生病变，从而影响受孕。

除卵巢病变外，卵巢排卵还受到卵巢调节功能的限制，如果下丘脑垂体和大脑皮层功能失调，那么受其影响，卵巢调节功能就可能发生障碍，从而抑制排卵，导致不孕。高度精神紧张、长期过度焦虑、大量失血、营养不良都可能是卵巢性腺轴功能出现紊乱的原因，这种卵巢调节障碍可影响排卵，造成不孕。

除排卵外，分泌激素也是卵巢的一大功能。因为卵巢的激素分泌是和身体其他各种分泌腺相互影响的，所以若体内其他分泌腺失调会使卵巢的激素分泌出现异常，从而影响受孕或胚胎的发育。

子宫因素。子宫发育不良或畸形如先天性无子宫、幼稚型子宫及始基子宫、子宫后位或严重后屈都会影响女性的生育能力。子宫疾病如子宫内膜炎症、宫腔粘连也是造成不孕的重要原因。正常的子宫是前倾前屈、子宫颈口向后的，性交后子宫颈口浸泡在精液中有利于受孕。若子宫后倾后屈，会使子宫颈口向前向上，影响受孕；子宫内膜炎症如结核性子宫内膜炎，黏膜下子宫肌瘤以及子宫发育不全等均会使孕卵着床困难。在不孕症患者中，子宫肌瘤患者占了很大比率，达到30%~40%。

宫颈因素。月经异常或痛经多半是由宫颈管先天性异常造成的，而宫颈管先天性异常如闭锁或狭窄以及息肉、糜烂、肿瘤、粘连等均可影响精子与卵子的结合；宫颈黏液中存在的抗精子抗体，会减弱或完全使精子失去活动能力，精子无法穿透宫颈管。值得注意的是人工流产后所致的宫颈粘连，尤其是反复人流时造成的这一严重合并症，会直接把精子挡在宫颈口之外。

生殖器官病变因素。后天性生殖器官病变，会使输卵管不通畅，使精子与卵子无法相遇，导致不孕。比如性传播疾病的迅速蔓延使盆腔炎发病率上升，此病因在不孕症患者中已占了50%的比重，衣原体、淋菌感染引起的盆腔炎更为严重。

免疫学因素

指女性生殖道或血清中存在有抗精子抗体，引起精子互相凝集，丧失活力或死亡，导致不孕或不育。除抗精子抗体外，部分不孕女性的血清中还存在针对自身卵子透明带的抗体样物质，使精子无法穿透卵子受精，也能引起不孕。免疫学因素是女性不孕症的常见原因之一。

●女性生殖系统

其他因素 ◀◀◀

性生活失调、性知识缺乏及不明原因等引起的不孕也是女子不孕的重要原因。

健康小贴士 >>>

现代女性的社会地位越来越高，工作上进，事业有成，但压力也越来越大，来自社会、家庭的巨大压力或是精神上的打击都有可能造成内分泌和生理机能紊乱，引发环境性闭经、神经性厌食、假孕等疾病，进而导致不孕的发生。

男性不育的影响因素

许多全身性和局部性的疾病都能导致男性不育的发生，所以男性不育是一类相当复杂的病症，但从实质上来看，各种致病因素最终都是通过影响精子或使精子发生成熟障碍，或使精子在精道中产生运行排泄障碍，或使精子活力和形态异常，或使精液成分异常等而造成不育的。具体分类如下。

●男性生殖系统

西医上将男性不育的影响因素分为十一类 ●●●●●●◀◀◀

精索静脉曲张因素。精索静脉曲张会使睾丸温度上升，睾丸代谢受到静脉血瘀的影响，生精也会受到干扰，致使男性无精或少精，从而造成男性不育。据国外专家统计，精索静脉曲张致不育已占男性不育的30%。

免疫学因素。男性的自身免疫、女性的循环抗体和女性的组织抗体这三种免疫因素与男性不育息息相关。男性的自身免疫抗体可使精子凝集而致精子不活动，从而使精子无法与卵子结合，导致不育。生殖系统感染、外科损伤等原因都可能造成精子抗体的产生。

生殖器异常因素。男性外生殖器异常是目前不多见的男科疾病，但各种外生殖器异常都会引发男人不育。先天性阴茎缺陷如阴茎过小、过大或双阴茎、阴茎硬结、两性畸形、尿道上裂或下裂、鞘膜积液、后天性的阴茎损伤等因素，都会对性交造成机械性影响，使精液不能正常射入阴道，从而导致不育。

内分泌因素。与女性一样，男性内分泌也是受下丘脑-垂体-睾丸轴调解所左右的，上述器官功能失调会造成下丘脑-垂体-睾丸性腺轴系功能障碍，如垂体、甲状腺及肾上腺素功能障碍，其导致的少精子症和无精子症均可引起不育。

呼吸系统疾病因素。有些不育症与呼吸系统疾病有关。例如Young综合征和家族性支气管扩张，呼吸道疾病有关的梗阻性少精症和无精症、男性精子鞭毛异常症，均可导致不育。

微生物因素。淋球菌、梅毒、滴虫、结核杆菌、白色念珠菌、衣原体和支原体等各种微生物侵袭睾丸及其他生殖器官，有可能损害睾丸，或使输精管阻塞而导致不育。

供血障碍因素。动脉硬化患者及糖尿病患者，常常伴有睾丸小动脉疾病，供血发生障碍，使产生精子的能力衰退而引起不育。

医源性损伤因素。如腹腔、盆腔的手术，接触放射线致损伤，化学药物如麻醉药、镇静药、降压药以及激素类药物不仅影响男子性功能，也影响睾丸生精功能从而导致不育。

腮腺炎后遗症。流行性腮腺炎病毒会使睾丸组织萎缩，破坏专门制造精子的曲细精管的结构。如果双侧睾丸都被这种病毒破坏，就会引发终生不育，据统计，由于腮腺炎引起的睾丸炎症使睾丸功能衰竭而致男子不育者占到14%左右。

遗传因素。如性染色体异常的先天性睾丸发育不全症、男性Klinefelter综合征等细胞遗传异常所致的男性不育比率达2%～21%，严重的少精症和无精症患者此因素的发生率更高。

精神心理因素。患者精神心理状态异常如精神抑郁，恐惧心情，神经过敏等都会使其神经内分泌发生紊乱而导致睾丸生精功能低下，或引起性交功能障碍而造成不育。

健康小贴士 >>>

> 在我国，个别产棉区的很多农民患有不育症，后经专家研究发现，这些患者大多长期大量食用粗制棉籽油，而棉籽油中含有的棉酚会导致睾丸萎缩，杀死精子，并使精子在睾丸中逐渐消失，从而造成不育。所以，育龄男青年不宜长期大量食用棉籽油。

女性不孕有哪些征兆

女性不孕分为先天性不孕和后天性不孕两种，除了少数女性是因为先天性生理缺陷原因不孕外，大多数女性不孕都是由后天疾病引发的。而这些疾病大多是可以预防的，只要平时多加注意，及时发现不孕的蛛丝马迹并进行治疗，完全可以将不孕的几率降下来。那么女性不孕都有些什么征兆呢？

征兆一：月经紊乱

月经周期提早或推迟、月经量过多或过少、经期延长等现象都属于月经紊乱。月经紊乱是与月经有关的多种疾病的总称，它是女性的常见病，而育龄期女性出现月经紊乱多是由黄体功能不好造成的，黄体功能的好坏又直接影响到女性的孕育能力，所以育龄期女性若出现月经紊乱应及时到医院检查，以提早预防不孕症的发生。

征兆二：育龄期内闭经

年龄超过18岁尚无月经来潮和月经来潮后又连续停经超过6个月都属于育龄期内闭经。由于育龄期内闭经患者大都是由内分泌失调引起的，而内分泌的变化将直接影响女性卵巢排卵情况，进而影响孕育。

征兆三：痛经

有痛经现象的女性，出现不孕的几率比较高。行经期或行经前后出现下腹部胀痛、刺痛、绞痛、坠痛、隐痛、灼痛、冷痛、痉挛性疼痛、撕裂性疼痛等症状都是痛经，严重时疼痛会蔓延至骶腰背部，甚至涉及大腿及足部。成年女性痛经多是由盆腔炎等妇科炎症以及子宫内膜异位症引发的，而妇科炎症可能会导致精子与卵子出现结合障碍，从而影响受孕。

另外，很多女性在经期经常出现乳房胀痛、头痛、发热、腹泻、浮肿、口腔溃疡、面部长痤疮、心情烦乱等症状，而这些现象在医学上称为"月经综合征"。有月经综合征的女性可能出现不孕的情况，因为这些症状大多是由人体内分泌失调引起的，而内分泌失调会使黄体功能不全，从而导致女性不孕。

征兆四：白带异常

白带异常包括白带增多、色黄、有气味、呈豆腐渣样或水样，或伴外阴痒、痛等现象，它多是由妇科炎症及各种性传播疾病引起的，而这些疾病在不同程度上都能影响受孕。

征兆五：妇科炎症引起的小腹疼痛

腹痛包括慢性下腹、两侧腹隐痛或腰骶痛，成年女性腹痛常常是在患有妇科炎症和子宫、卵巢肿瘤等疾病时出现，这些疾病都可影响女性孕育。

征兆六：溢乳症

溢乳症是指女性在非哺乳期内有乳汁分泌的症状。如果育龄期女性在非哺乳期出现溢乳，并伴有月经紊乱、闭经等症状，则表明内分泌紊乱，可能是生殖系统发生疾病的信号，女性要提起注意，这也可能是不孕的征兆。

健康小贴士 >>>

性征发育迟缓者、不注意经期保护者、性经历过早者、多次堕胎者、患子宫内膜结核者、患子宫内膜异位症者、有阑尾炎病史者发生不孕症的几率较大，这些女性应及时到医院检查，及早预防不孕症的发生。

男性不育有哪些征兆

随着科学技术的发展和思想观念的更新，人们已不再单纯地将不孕不育全部归咎在女性身上，据统计，不孕不育患者中，女性原因引起的约占60%，男性原因引起的约占40%，因此男性不育的问题越来越受到关注。为了避免男性不育症的发生，及早发现男性不育的症状变得更加迫切，因为只有及时发现疾病，才能采取有效的预防和治疗措施。引发男性不育症发生的原因错综复杂，有没有什么前期症状能让我们及早发现男性可能患有不育症呢？

男性不育有很多比较明显的症状，比如，阳痿：阴茎不能勃起，或勃起不坚硬，以致不能进行性交，不射精，精液过少；血精：精液呈粉红色或夹有血丝，射精疼痛、排尿困难；白浊：指男性尿液中混夹精液，或排尿后有精液状浊物。这些症状都比较容易发现，如果男性朋友出现以上情况应及时到医院就诊，以免贻误病情。

除了上述比较明显的症状外，男性朋友在日常生活中还要注意以下这些征兆，做到早发现、早治疗。

征兆一：睾丸肿胀、疼痛，缓解后睾丸逐渐缩小，这很可能是睾丸扭转或睾丸炎症后出现损伤性萎缩，而且还可能伴随生精细胞的不可逆损伤。如果睾丸未能降入阴囊而滞留于腹腔内，就会形成隐睾症，而腹腔内过高的温度会使睾丸、附睾的生精过程受阻，甚至发生恶变，最终会导致男性不育。

征兆二：沿精索自上而下轻轻触摸，若发现阴囊内有大团的蚯蚓状柔软迂曲的团块，千万不能掉以轻心，这可能是精索静脉曲张。前面"男性不育的影响因素"里我们已经讲过，精索静脉曲张也会引起男性不育。

征兆三：观察精液。正常精液为灰白色或略带黄色。如果出现粉色、红色，则为血性精液。正常精液量为2~6毫升，多于7毫升则为过多，少于2毫升则为精液量少，1毫升以下属于过少。精液量过多不但精子密度会变低，还容易从女性阴道中流出，致使精子总数降低；精液量过少更容易导致男性不育。另外，一般精液射出后，15~30分钟会变为液体，如果超过30分钟仍不能改变形态，患者就是出现了精液不液化现象，这也是男性不育的诱因之一。

健康小贴士 >>>

　　健康的身体来源于良好的生活习惯，抽烟、酗酒等不良嗜好不仅危害男性身体健康，更有可能导致男性患上不育症。烟草中的镉会影响生育，其含有的尼古丁也可使正常精子数、精子活力明显降低，重者能引起不育。饮酒损害肝脏，使体内各种激素代谢发生障碍，大量饮酒会造成男性性功能障碍，长期酗酒就可导致男性不育。此外，长期大量食用肉类导致的过度肥胖也可能造成弱精子症，从而导致不育。

心情因素导致不孕不育

据了解，目前不孕不育人群已占育龄期人口的12.5%～15%，不孕不育症已成为一种常见病症。而不孕不育症的病因是复杂的，既可能是器质性病变，也可能是功能性障碍，还有心理方面的原因。人们一般都是重视器质性病变，轻视功能性疾病，忽略心理性障碍。而实际上，心理障碍同样可以导致不孕不育。临床诊断证明，直接引发不孕的原因除了妇科炎症等之外，心情不好和压力大也是重要原因。

● 心情不好影响受孕

心理因素能造成女性不孕。育龄期女性长期处于紧张忧虑和恐惧不安的心理状态，如出现精神不振、生活节奏紧张致使生物钟紊乱，工作遭受打击，心情郁抑、失眠多梦等，这些因素均会使大脑皮层功能受到抑制，进而使下丘脑、脑垂体与生殖腺的"指挥"与"衔接"功能受到影响，致使内分泌系统、生殖功能失调，最终不能正常排卵，出现无排卵性月经、月经稀发、排卵稀少、闭经或功能性子宫出血、输卵管痉挛、宫颈黏液黏稠、不利于精子穿透等现象，进而导致不孕。

女性不孕症心理障碍与其年龄、职业、婚龄、不孕年限、对待不孕所持的态度、性生活满意度和文化程度等因素有关。此外，女性长期不孕、特别是经多方治疗没有效果时，常常导致人际关系敏感、焦虑、抑郁、偏执，随着婚龄延长、年龄增大，心理压力会更加沉重。在农村，由于不孕症患者文化程度较低，又受到传统思想观念的影响，其心理障碍尤其严重。其实，女性不孕的心理状况与精神承受力及性格有着非常密切的关系。高神经质、高精神质、性格内向的患者所表现的心理压力尤其明显。这一部分患者所表现的症状明显，病程较长。

心理因素除会造成女性不孕外，也会影响男子的生精能力。据国外研究发现，当男人常处于沮丧、失落或精神过度紧张时，他们的精子数目会大大减少，甚至完全丧失制造精子的能力。

不射精是男性性机能障碍的一种表现，当大脑皮层功能失调，对射精中枢抑制太强时，或者由于纵欲过度等原因，引起射精中枢机能衰竭时，射精动作就不可能发生；在射精中枢机能不协调时，虽有射精动作，即精囊和输精管等平滑肌虽有发生阵发性强烈收缩，但膀胱括约肌收缩失灵，尿道内口关闭得不好，精液会由后尿道就近返流到膀胱，因此，虽男方有射精的感觉，精液却没能射进女性阴道里，依然会导致不孕不育的发生。比起早泄和阳痿来说，它障碍的程度较深，治疗上也更需耐心些。如果出现了男性不射精现象，不必太过惊慌，以免加重心理负担。

其实，器质性原因引起不射精是很少见的，不射精大多是由精神因素引起的，比如：有些男性对性没有科学的认识，受封建、迷信或宗教的影响，造成思想上的误区；因性认识不足，把曾经有过手淫的危害性片面夸大，造成心理负担；思想上害怕女方妊娠或性生活过频以致引起不射精；夫妻感情不和谐。

健康小贴士 >>>

现代白领女性不仅要和男性一样在职场上拼杀，还要担负孕育下一代的重任，心理压力可想而知非常大，但过大的心理压力会引起不孕症的发生，所以这些女性要学会适当地进行自我释放、保持良好的心态。此外，白领女性还要避免久坐，因为长时间维持坐姿、缺少活动，会对身体的血液循环造成不良影响，血液循环减慢会导致盆腔静脉回流受阻，甚至淤血过多，这些诱因都有可能引起盆腔炎、附件炎等妇科疾病，进而导致不孕。因此，需要久坐的女性每隔40分钟左右起身活动一下筋骨或者溜达一圈，保证有固定的运动量可减轻久坐带来的危害。

流产导致不孕

　　因为工作压力、经济因素及房屋问题，很多人即使结婚后也不想要孩子，而女性一旦怀孕只能无奈地选择流产。流产作为一项创伤性手术，术后不健康、不细心的护理极易引起输卵管疾病，进而导致不孕。多次人工流产可能造成子宫内膜变薄、术后感染带来的输卵管阻塞，还可能导致闭经，最终造成不孕。

　　人们通常说的流产指的是人工流产，其实凡是妊娠不到20周，胎儿体重不足500克而中止的都叫流产，按照形式来分，流产分为自然流产和人工流产。然而，不管是自然流产还是人工流产都有可能导致女性不孕。

　　自然流产按照病情的发展及症状的轻重，又可分为先兆流产、不可避免流产、不全流产、完全流产、稽留流产和习惯性流产。自然流产的原因主要是胚胎因素和母体因素。胚胎因素多半是由父母遗传下来的，因此，这一部分人流产后，很可能会再次流产，导致终身不孕。母体因素造成的自然流产很多，这种流产的女性，只要治愈控制了原发病，或者避免了各种外界因素干扰，使母体得到良好的保养，就不会导致不孕。

人工流产是指妊娠28周以内用人工方法使妊娠中断的手术。3个月以内的早期流产主要采用负压吸引术、钳刮术；3个月至6个月的晚期流产以中期引产术为主，在妊娠7周内还可用米非司酮药物流产。人工流产完全取决于手术的质量、子宫内膜发育情况以及人工流产次数。人工流产手术无法窥视手术区，医生只能完全凭感觉、经验进行，很容易造成一些创伤，如吸宫不全、子宫出血、子宫发炎、子宫穿孔、子宫内膜异位症等。

其实流产最大的危害是流产后的并发症，因为这些并发症很有可能会造成不孕。这些并发症包括：输卵管炎症、宫颈和宫腔粘连、闭经。由于受术者患有较重的宫颈炎或手术时消毒不严，细菌会被带入宫腔，从而引起输卵管炎，造成输卵管阻塞，进而造成不孕；在手术时，子宫颈管和子宫内膜由于吸宫或刮宫过度受到损伤，随后引起宫颈粘连阻塞或宫腔粘连缩小，使精子无法通过子宫颈管进入宫腔，或使受精卵不能着床和发育，从而造成不孕；过度吸宫或刮宫会将子宫内膜基底层破坏，刮匙过度搔刮也会将子宫内膜基底层刮掉，使子宫内膜不能再生，造成长期闭经，受精卵没有了着床之处，自然也会导致不孕症的发生。

所以暂时还不想要宝宝的夫妻一定要坚持做好避孕工作，尽量少做或不做人工流产，否则会对健康产生不利影响。

健康小贴士 >>>

年龄小于20岁或大于50岁者、半年内有终止妊娠或1年内有2次人工流产史者、剖宫产术后或产后1年之内哺乳者、子宫位置高度倾屈或暴露宫颈困难者、生殖道畸形或有盆腔肿物者、有子宫穿孔史或阴道宫颈穿破史者、并发内科严重器质性疾病或有出血性疾病史者、既往妊娠有胎盘粘连及大出血者、脊柱、下肢、盆腔病变不能采取膀胱截石卧位者等九类人属于做人工流产的高危人群，手术时会有较大危险，这些女性在选择人工流产时一定要慎重。

肥胖导致不孕不育

　　肥胖，一个提起来就让人头疼的词，不仅仅是因为它影响了人体的形态美，更因为它还会引起多种疾病，严重影响人类的身体健康。近年来，随着研究的进一步深入和广泛，发现肥胖不仅会引起糖尿病、心血管疾病、高血压、高脂血症等疾病，而且它还成了不孕不育症的罪魁祸首之一。

　　肥胖是指由于能量摄入和消耗之间失去平衡，多余的能量以脂肪的形式在体内聚积造成体重增加，体重超过理想体重的20%。那么，肥胖是怎样导致不孕不育的呢？

　　如果从儿童前期就开始肥胖，那她们大多数人很可能子宫发育不良、卵巢机能不全，甚至出现外生殖器发育不全伴闭经、第二性征不出现等。这类患者本身就很难有生育能力。

　　如果是发育期开始后变肥胖的，医学上普遍认为此时引起不孕的主要原因是排卵障碍，表现为无排卵、排卵延迟和稀发排卵等经期紊乱。由于雌激素贮存过多或由于芳香化酶缺乏而致雄激素中间代谢产物积蓄，影响下丘脑–垂体–卵巢轴的正常机能，从而导致排卵障碍，进而造成不孕不育。还有一部分肥胖者是由于子宫内膜异常（萎缩型）而引起不孕的，这需要通过诊断性刮宫来明确诊断。

　　那么，到底哪些肥胖症会导致不孕呢？

　　单纯肥胖。肥胖者血浆中雄激素会转化为雌激素，使性激素结合蛋白的含量降低，性激素释放减少，性欲降低，从而可能会导致不孕。

　　肥胖浮肿。肥胖浮肿主要表现为肥胖、浮肿畏寒、性欲低下等症状，主要是由甲状腺功能减退引起的。甲状腺功能减退会使促性腺激素分泌增高，影响排卵功能，也可能是因为垂体促性腺激素效能降低或存在抗卵巢作用，造成不排卵而不孕。

　　肥胖泌乳。也称为高泌乳素血症，该病会使垂体的LH（促黄体生成素）的正反馈机制出现障碍，血脑分泌机能受抑制，进而影响生殖轴功能，造成排卵障碍，导致不孕。

肥胖"多毛"。 因为雄激素分泌多而出现肥胖多毛，以上唇、两臂、下肢最为显著，是多囊卵巢综合征的表现之一。

肥胖除了会导致女性不孕外，同样也会造成男性不育。

肥胖男子体脂量增加会使雄激素较多地转化为雌激素，较高的雌激素浓度又会抑制垂体促性腺激素的分泌，进而使睾丸的睾丸酮分泌减少，导致不育。而且肥胖男子雄激素减少和雌激素增加，性功能就会出现不同程度地减弱，出现性功能低下，影响性欲、勃起、性交、射精、性高潮等，还会不同程度地导致这些人患上阳痿、早泄、不射精等性功能障碍疾病。

肥胖还会影响男人精子的数量和质量，这是因为脂肪组织会影响性激素代谢，进而可能妨碍精子的生成和影响精子质量；温度过高也可能对精子生成造成负面影响，肥胖男子脂肪较多，他们的体温会比正常人更高。阴囊部位的温度升高，会直接影响到睾丸的生精能力。

健康小贴士 >>>

近年来出现了一个新的名词——"隐性肥胖"。隐形肥胖指的是内脏脂肪过剩，它可能引起抑郁、心脏病、呼吸急促、不孕不育等疾病。但只要我们改变一下饮食习惯，减少脂肪的生成和增加脂肪的消耗，就能远离隐性肥胖，比如饮食上少精多粗，把一部分精米、白面换成豆类、粗粮，少吃肥肉和油炸品，把炒、炸的方式改成蒸、煮、烫、炖，零食和饮料上也要注意避免摄入过多的热量。

糖尿病与不孕不育

糖尿病已经成为世界上继肿瘤、心脑血管病之后的第三位严重危害人类健康的慢性疾病，看到这样的话，你还会认为糖尿病只会危害心、脑、肾、血管、神经、皮肤等器官吗？那你就错了，糖尿病还会危及人类的生殖能力，造成不孕不育。

虽然目前国内对糖尿病影响男性生殖和生育功能的研究还较少，但有调查显示，40岁以下男性糖尿病患者中，有25%～30%的人会发生不育，这并不是危言耸听。

糖尿病不仅会导致糖、脂肪、蛋白质等体内多种物质代谢功能紊乱，还会使男性生理机能减退。其中，胰岛素分泌缺陷是导致男性糖尿病患者不育的主要原因。其发病原因有多种，一种是合成性腺激素和促性腺激素的功能受损，造成生殖内分泌激素分泌功能障碍；另一种是糖尿病患者常见的睾丸小动脉及附属性腺血管的病变导致睾丸产生精子的能力降低、相应腺体的分泌功能受损，进而导致精子质量、数量下降，成分改变，最终导致不育。

此外，糖尿病引起不育还与下列原因有关：

精子活动度受到影响。因精子活动需要胰岛素参与，患糖尿病时胰岛素的减少或缺如会直接影响精子的活动度。

阴茎勃起功能受到影响。患糖尿病时血管会硬化，若涉及到阴茎海绵体小动脉，便可影响阴茎的勃起功能。

射精功能受到影响。盆腔交感神经系统控制射精时膀胱颈部括约肌的关闭，若糖尿病累及这部分神经的功能，就会发生逆行射精，使得精子无法进入女性阴道，进而导致不孕不育。

性激素水平受到影响。糖尿病患者胰岛素缺乏，使垂体前叶细胞糖的利用发生障碍，致合成促性腺激素的功能受损，使血中促性腺激素降低，进而造成不育。

糖尿病还可能使糖、脂肪、蛋白质等体内多种物质代谢功能发生紊乱，导致女性患者常会出现月经紊乱，不孕，或妊娠后可能会出现死胎、早产或巨大胎儿。另外，糖尿病造成的女性不孕可能与女性自身免疫因素和肥胖有关。在部分糖尿病伴不孕患者血浆中可查到抗胰岛素抗体，其中一些病例还可同时测到卵巢抗体。部分糖尿病患者因代谢紊乱致肥胖，而在上一节中已经讲过，肥胖也是导致不孕的原因之一。

健康小贴士 >>>

　　随着医疗水平的提升，目前糖尿病基本上是可防、可控的。但我们更要注意的是糖尿病引起的并发症。在饮食方面要多食用绿叶蔬菜、豆类、块根类、粗粮、含糖低的水果，烹调上要低盐、少油，生活习惯上戒烟限酒，增加运动。还可以补充一定量的营养素，如抗氧化剂、蜂胶、灵芝孢子粉、B族维生素、镁、锌、泛酸来协助降糖，会有更好的效果。

过度健身易致不孕不育

爱美之心人皆有之，健身不仅可以减肥，还可以达到塑造完美形体的效果，尤其是现代都市人更是拼了命地在健身。殊不知，过度健身在使你拥有完美身材的同时，也会使一些病症悄悄进入你的身体。

女性过度健身对身体的伤害是非常大的，除可能导致外阴创伤外，还可能导致子宫内膜异位、卵巢破裂、子宫下垂、月经异常等危害，最终导致女性不孕。

子宫内膜异位症。经期剧烈运动有可能使经血从子宫腔逆流入盆腔，随经血内流的子宫内膜碎屑有可能种植在卵巢上，形成囊肿。得了子宫内膜异位症后，患者常出现渐进性加剧的痛经，还常引起不孕。

卵巢破裂。剧烈活动、碰撞等可引起卵巢破裂，出现下腹部疼痛，甚至波及全腹。卵巢破裂一般发生在月经周期第10～18天，其中80%的黄体或黄体囊肿破裂，腹腔穿刺有血。

子宫下垂。超负荷运动特别是举重等训练会使腹压增加，引起子宫暂时性下降，但不会出现子宫脱垂。若长期超负荷运动，就会发生子宫脱垂。

月经异常。从事较大运动量的少女，大部分都会出现月经异常，表现为月经初潮延迟、周期不规则、继发性闭经等，主要是因为强烈运动会抑制下丘脑功能，造成内分泌系统功能异常，影响体内性激素的正常水平，从而干扰了正常月经的形成和周期，严重时可导致不孕。

女性参加长时间过量的体育运动或者比较紧张激烈的比赛活动后，可能会出现运动性闭经。运动性闭经与体重减轻、体内脂肪含量减少、饮食中蛋白质含量不足等都有关系，若体重减轻10%～15%、体内脂肪含量丢失30%，此时就会出现闭经。不过，当运动量减少时，月经周期即可逐渐恢复，但若长期不能恢复，就要到医院进行必要的治疗。

由于想要宝宝，很多男性在孕前有意识地加强了体育锻炼，以为可以增强体质，改善精子质量，却不知道，过度的健身会适得其反，降低精子质量，导致不孕不育。

因为剧烈运动的能量消耗非常大，就算呼吸加深、加快也无法满足机体对氧的需求，这时葡萄糖会在缺氧的状态下发生无氧酵解，同时产生大量乳酸等酸性代谢产物。这些酸性代谢产物会随血液循环进入睾丸，导致氧化应激的发生，使精液中产生大量活性氧成分。正常情况下，精液具有一定的抗氧化能力，但当精液中的活性氧超出了精液自身的抗氧化能力后，会对精子产生不良影响，降低精子活力及精子的反应能力，使生精细胞凋亡增加，降低精子密度，精子质量降低会使受孕的概率降低，严重者可造成不育。

此外，男性要注意不要久骑赛车，由于赛车车把的高度低于车座，重心前倾，腰弯曲度增加，会阴部的睾丸、前列腺紧贴在坐垫上，受到长时间挤压后会缺血、水肿、发炎，影响精子的生成以及前列腺液和精液的正常分泌，严重时会导致不育。因此，男青年骑赛车每天不应超过一小时，应用海绵套座垫保护会阴部。

健康小贴士 >>>

准备要宝宝的男性朋友要注意，适度健身很重要，怀孕前3～6个月最好避免过度运动，篮球、足球、登山、长跑等剧烈活动要适量进行，以运动后不感觉腿酸、疲劳为宜，并注意劳逸结合。

第二章

不孕不育怎样预防

虽然在大多数人眼里看来，孕育是生理的、自然的、客观的，甚至是非人力所为的，但研究却表明，很多不孕不育其实都是由于人为因素导致的，而及早了解影响人体孕育的因素，并做好预防措施，能有效避免不孕不育。

孕育前的检查

　　有一个健康聪明的宝宝是每一对夫妻及其家人的共同心愿，但孕前检查却并不是每对夫妻都能做到。有人认为我们夫妻双方每年都做体检，身体很健康，没必要再去做孕前检查，费时又费钱；也有人认为孕前检查是女人的事，男人只要身强体健就行了。其实这些都是错误的观念，孕前检查与一般的体检有很多不同，男性也并不是身强体健就能保证精子质量正常，如今婚检取消，为了保证能有一个健康的宝宝，孕前检查对于每个准备怀孕的爸爸妈妈来说都是很重要的。

　　孕前检查最好在计划怀孕的前3个月，因为如果检查时间太早，精液质量、分泌物等身体检查内容会发生改变，起不到应有的参考价值。记得男女双方都要进行检查，女性一般月经结束后刚刚干净时就可以了，且此时最好不要同房。

　　男女双方的检查内容有些是相同的，但男性主要是检查生殖系统方面的疾病，相对于男性而言，女性要检查的内容会比较多一点。

　　女性检查的主要项目有：

　　血常规（血型）。这项检查有利于及早发现贫血等血液系统疾病，如果母亲贫血会出现产后出血、产褥感染等并发症，还容易使宝宝抵抗力下降、生长发育落后。

　　尿常规。十个月的孕期对于母亲的肾脏系统是一个巨大的考验，胎儿会使母体的身体代谢增加，母体身体代谢的增加又会加重肾脏的负担，如果肾脏存在疾患会对母体和胎儿造成非常不利的影响，而尿常规的检查有助于肾脏疾患早期的发现和诊断。

　　便常规。便常规的检查主要是为了发现人体内是否有寄生虫感染等消化系统疾病。如弓形虫感染会造成流产、胎儿畸形，若没有及早发现，后果会非常严重。

　　肝功能和乙肝（两对半）。主要是指各型肝炎肝脏损伤的诊断。患有病毒性肝炎的女性怀孕后会造成早产、新生儿死亡等非常严重的后果，肝炎病毒还可能垂直传播给孩子。

胸部透视／摄片。这项检查是为了诊断结核病等肺部疾病。原来患有结核的女性怀孕后的治疗用药会受到限制，如果是停止活动性的结核，其常会因为产后的劳累而加重病情，并有可能传染给新生儿。

妇科内分泌全套。月经不调等卵巢疾病会通过这项检查被诊断出来，如果女性患上卵巢肿瘤即使是良性肿瘤，怀孕后也会因为子宫的增大而影响了对肿瘤的观察，导致流产、早产等后果。

白带常规。白带常规的检查能筛查出女性是否患有滴虫霉菌细菌感染，如果患有性传播疾病最好是先彻底治疗然后再怀孕，若不治疗则会引起流产、早产、胎膜早破等危险。

染色体检测。能及早发现克氏征、特纳氏综合征等遗传疾病不育症。

ABO溶血。如果母亲是O型血，而父亲是A型血或B型血，或AB型血，那么婴儿很可能会发生ABO溶血症。

男性检查除了血常规、尿常规、便常规、染色体检查、ABO溶血检查外，还有几个方面需要检查。

性功能检查。包括性功能是否正常、勃起是否有障碍等。

精液检查。可以诊断精子质量，精子是否有活力或是否少精、弱精，也可以诊断出参与精子产生、储存、获能、运输这些过程的组织器官是否正常。

精子抗体检查。抽血检查精子抗体是否存在，因为精子抗体是导致免疫性不育的原因之一。

孕前检查除了仪器设备检查之外，体检者的职业、生活环境、本人及家人以往的健康状况等也是检查的内容，比如体检者是否在高温、高辐射的地方工作，男性是否患过腮腺炎、隐睾症等疾病，是否患过传染病，女性是否有过流产、葡萄胎、死胎、畸胎、早产、产后婴儿不明原因夭亡的情况等。为了能有一个健康可爱的宝宝，提醒您在计划怀孕前夫妻双方一定要去做一次全面的孕前检查。

健康小贴士 >>>

孕前检查会使女性对怀孕更有心理准备，以后的孕期生活也会更加顺利，能给胎儿健康成长创造一个优良的环境。怀孕后，别忘了还有一项检查不能省略，那就是定期的产前检查了。产前检查可以及时发现并解决女性妊娠期出现的问题，保证母婴的平安，所以这项检查是非常重要的。

⊕ 女性要爱护你的卵巢

卵巢是女性重要的性腺器官，其自身的发育、病变会直接影响到女性的孕育能力。第一章中"女性不孕的影响因素"一节里已讲过卵巢未发育或发育不全，卵巢本身病变或由其他疾病引起的病变都会导致女性不孕。既然卵巢在女性的身体里扮演着这么重要的角色，那我们又该如何爱护我们的卵巢呢？

卵巢是女性最重要的生殖器官，是女性的"生命之源"和"活力之泉"，卵巢的主要功能是排卵和分泌雌性激素，女性随着年龄的增长，卵巢功能开始退化，全身便会出现许多症状。如果女性激素分泌不足，人体就会出现内分泌失调，造成色斑、黄褐斑、皮肤暗黄、无光泽等，同时，还会引起胸部下垂、胸闷气短、心烦气躁、月经不调、痛经、局部肥胖等病症，还可能使更年期提前。如果卵巢功能严重减退，女性极有可能患上卵巢囊肿、子宫肌瘤、肿瘤、子宫内膜癌、乳腺癌等一系列重大疾病。这些疾病的发病人群主要是20～50岁的女性，而且这其中82％的女性不重视卵巢的保护，初期症状不明显，当发生恶性肿瘤就诊时70％女性已属晚期，是目前威胁女性生命最严重的恶性肿瘤之一。所以，卵巢的保养对女性来说已经刻不容缓。

从医学上来说，女性的卵巢从出生起就进入了一个不断衰退的过程，要想维持女性激素水平，使卵巢功能的自然衰退发生逆转是不可能的，但我们可以从不同的方面加强对卵巢的保养，从而使卵巢在不同程度上延缓衰老。

因为卵巢直接关系到女性健康及衰老的全过程，所以推迟女性绝经期，保持卵巢功能的正常发挥，的确能使女性延缓衰老。目前，激素替代治疗是医学上比较常用的推迟女性绝经期、延长卵巢功能的方法，这种治疗能有效改善症状、提高生活质量，但也要在医生的指导和严密监控下使用。除了医学方法治疗外，还可以服用补养肝肾、滋补气血的药物，如何首乌、熟地、黄芪等，它们也可以起到延缓衰老的作用。

其实保养卵巢最重要的是注意饮食，通过食疗的方法，多吃水果、蔬菜及豆制品等来延缓衰老。那保养卵巢具体该吃些什么食物呢？

多吃富含维生素C和维生素E的食物，可以减少患卵巢癌的几率，如新鲜蔬菜、鱼、虾等，若从食物中获取的不够还可以适量服用药片或制剂来补充；多吃高钙食品，据研究证明，每日摄取高钙食物的人会比摄取钙质不足的人降低46%的卵巢癌发生率；此外，油煎、油炸的马铃薯和熏猪肉也要少吃；多吃富含叶酸的食物，可降低女性卵巢癌的发生率，叶酸富含于绿色蔬菜、柑橘类水果及全谷类食物中，孕期女性更要补充叶酸，保证母婴的安全；多吃胡萝卜，也会降低患乳腺癌的可能性。

健康小贴士 >>>

卵巢保养好处多多，除了能预防疾病的发生外，卵巢保养还可以调节女性生殖系统功能，促进卵巢功能稳定成熟；激发女性激素的分泌，从而有效改善色斑、暗疮皮肤，提升并恢复乳房弹性；使女性保持优雅的体态，柔美的曲线；使女性保持青春的容颜，推迟更年期，延缓衰老；提高"性"趣；平衡情绪，使女性保持健康的心理、年轻的心态。

好生活习惯造就美满

在第一章中我们已经具体阐述了影响不孕不育的因素，其中一部分人是由于不良的生活习惯造成的不孕不育，其实这些患者只要平时能够养成良好的生活习惯，不孕不育症就完全可以避免，一些患者如果能够及时改掉这些不良习惯，不孕不育就会不治而愈。

在日常生活中，女性要注意养成这些好习惯，才能顺利地实现自己的"妈妈梦"，有一个自己的、健康聪明的宝宝。

有正常的生活作息规律。生活无规律，经常熬夜，睡眠时间过短，夜晚工作、白天睡觉等不良生活习惯会干扰大脑特别是下丘脑功能，使其所发出的信息混乱或停止发出信息，导致卵巢不能正常分泌性激素，进而造成排卵功能障碍。所以，计划要宝宝的女性一定要养成有规律的作息习惯。

不要盲目减肥。拥有完美的身材是每个女孩的梦想，但盲目减肥会导致营养不均衡，使身体严重缺乏微量元素，进而影响生育能力。比如，缺铁会使月经量和月经周期不正常，缺锌易导致卵巢功能发育不全，缺碘有可能引起闭经，导致排卵障碍。这些症状一旦出现，想要再恢复良好的身体状态是非常难的。所以，减肥要适度，此外，还要注意饮食上不能挑食偏食，挑食偏食也容易导致营养不良。

不要抽烟。现代女性由于工作原因或生活方式的改变，经常出入酒吧、歌厅、夜总会、网吧等场所，吸烟也变成了一种习惯，但香烟的烟雾中含有强烈的致癌、致畸物质，女性大量吸烟会干扰和破坏正常的卵巢功能，引起月经不调、过早绝经和不孕。

不酗酒。大量饮酒不仅能导致排卵障碍，还会诱发子宫内膜异位症、月经异常和痛经等症状，若在妊娠初期饮酒，哪怕是少量饮酒，也可能会导致胎儿畸形。

少喝咖啡。咖啡虽然具有提神醒脑的功效，但长期大量饮用会影响女性的生育能力，因为咖啡因可导致DNA损害及染色体畸变，即使怀孕也会加大流产、畸形儿的几率。

避免久坐。久坐会影响血液循环导致妇科炎症的发生，最终可能会导致不孕。白领女性最好每隔40分钟左右起身活动一下筋骨或者溜达一圈，保证有固定的运动量可减轻久坐带来的危害。

少接触洗涤用品。洗涤剂中的化学物质可通过皮肤进入体内，可能会使已受精的卵细胞变形、死亡，计划要宝宝的女性应少接触洗涤用品，必要时戴副防护手套。

工作生活中要学会释放压力，缓解紧张情绪。

男性也要养成良好的生活习惯，这样不仅能使自己拥有健康的体魄，还能保证有正常的生育能力。

少抽烟，不酗酒。男子长期吸烟会使睾丸中生殖细胞遭遇烟草中有害成分影响，造成精子数量减少，质量下降。长期饮酒，可致慢性酒精中毒，会造成精子发育不良，活动力减弱，阳痿、不育发生率会明显增加。

避免睾丸温度过高。洗桑拿浴，泡热水澡，穿紧身衣裤都会使睾丸温度过高，影响精子生成。

避免久坐和长时间骑车。久坐和长时间骑车都会影响精子的正常生成。

养成有规律的作息习惯，保持良好的心态。

多喝水，但不要憋尿。

尽量不用或少用各种化学剂。从干洗店拿回来的衣服最好放几天再穿，因为干洗剂会影响男性的性功能。

健康小贴士 >>>

> 由于现代生活方式的改变，很多女孩喜欢穿"露脐装"，"露腰装"、"吊带衫"，即使天气已经变冷，还可以看到大街上很多女孩这种"要风度不要温度"的穿着。然而，这些衣服很容易使身体受凉，干扰女性内分泌系统，导致女性出现月经病、带下病和不孕症等病症，尤其是在天气转凉时穿这些衣服更容易引起妇科疾病。

习惯性流产不孕要预防

第一章中我们讲过，习惯性流产属于自然流产，指的是连续发生自然流产3次以上，而每次发生流产的时间大多是在同一妊娠月份，也有少数时间长短不一样的流产形式。大部分习惯性流产是由母体因素造成的，只要积极预防和治疗，并不一定会造成女性不孕。

若女性之前有过习惯性流产的经历，那么在计划再次怀孕之前一定要做好预防工作，防止再次发生流产，下面这些方法会帮助你度过这段特殊时期。

● 若发生自然流产，避孕要达到半年以上，让女性身体在这段时间得到充分恢复，之后怀孕会减少流产的发生。如果已发生过两次以上的自然流产，在下次受孕前女性要到医院做一次全面检查，确保其身体可以再次受孕。

● 准备怀孕前夫妇双方要做孕前检查，尤其是做染色体的遗传学检查，还要做血型鉴定，因为Rh血型系统也是引起习惯性流产的原因之一。若属染色体异常者，再次妊娠时必须进行检查，进行羊水细胞染色体核型分析，确定胎儿是否先天畸形，如果发现异常，要及时终止妊娠。若男性患有菌精症，要彻底治好后再让妻子受孕。

● 孕期内若子宫内口出现松弛可视情况做子宫内口缝扎术，保住胎儿。如患有阴道炎，必须治愈后再进行手术。

● 若患者患有黄体功能不全，那这类药物使用时间必须超过上次流产的妊娠期限（例如上次是在怀孕4个月时流产的，那么治疗时间不能少于怀孕后4个月）。

● 若患者患有甲状腺功能低下，那么必须等到甲状腺功能恢复正常以后才能再次怀孕，孕期内最好也要按医嘱服用抗甲低的药物保证母婴的安全。

● 再次怀孕后，妊娠3个月以内、7个月以后应严禁房事，若是因黄体不足所致的习惯性流产，经补充黄体酮安胎至孕3个月后可适当房事，像这类病因明确，并已去除病因且危险期已过的患者可适当房事。在可进行房事的情况下，性交时服用维生素E可防止子宫痉挛性收缩。

● 患者最好长期禁欲。禁欲期不看与性有关的书刊和影视，避免造成性紧张。有性要求时要克制，绝对不能自慰，因为自慰对子宫的刺激强度比性高潮时所引起的宫缩强度还要高出许多。

● 孕妇要注意休息，流产危险期应绝对卧床休息，保持情绪稳定和良好的心态，生活规律有节，避免精神过度紧张、焦虑心理等因素再次引发习惯性流产。严禁体力劳动，但可以适当运动。

● 女性再次怀孕后要避免接触有毒物质和放射性物质的照射，不要去流行病区及拥挤的公共场所，避免接触宠物。

● 夫妻双方都要坚持良好的卫生习惯，不用公共场所的卫生洁具，自己的毛巾、盆具自己专用，内衣和袜子不能同洗，尤其要注意性器官的卫生。

健康小贴士 >>>

孕妇在饮食方面要特别注意营养的均衡吸收，绝对不能挑食偏食，多吃富含各种维生素及微量元素、易于消化的食品，如新鲜蔬果、蛋类、肉类、豆类制品等，不要食用寒凉食品和容易使人上火的食品，如绿豆、莲子、雄鸡、油炸类食物等。下面给大家介绍一种预防习惯性流产的食疗方法：莲子、桂圆肉各50克，小火煲汤，加山药粉100克煮粥。怀孕后即开始食用，每日1次。

预防不孕从预防妇科疾病开始

据统计，我国有半数以上的已婚女性患有不同程度的妇科疾病，其中卵巢囊肿、输卵管堵塞、子宫肌瘤、子宫内膜异位症这四种妇科疾病严重威胁着女性的生育能力，给女性的健康生活蒙上了一层阴影。很多患者在遭受了妇科疾病的巨大创伤后都在问：有没有一些方法可以预防这些妇科疾病使我们免受其害呢？其实，导致不孕的这些妇科疾病是可以预防的，下面我们就详细谈一谈这四种导致女性不孕的妇科疾病的预防方法。

卵巢囊肿的预防 ◀◀◀

卵巢囊肿在早期具有一定的隐蔽性，无明显症状，不容易被发现，随着肿瘤的不断增长，患者会出现下腹疼痛、腹内有肿块、月经紊乱等一系列症状，具体的预防方法为：

定期进行普查。由于卵巢囊肿早期没有明显症状，普查有助于及早发现病情，一旦确诊，要及时进行手术，防止其进一步发展为恶性卵巢肿瘤。

随访观察。女性应在月经干净后进行随访观察，如果诊断出的囊肿直径小于5cm，那可能是非赘生性囊肿，这类囊肿大部分可自行消失，但必须定期观察，如有增大应立即手术。

作息要有规律。制定良好的作息计划，远离不良生活习惯，业余生活要适当，彻夜打牌、打麻将、唱卡拉OK等活动要坚决禁止，这些不良的生活习惯会加重体质酸化，增大患卵巢囊肿的几率。

保持良好的心态，适当加强体育锻炼。多在阳光下运动，注意劳逸结合，学会自我调节，释放压力，以乐观的情绪面对生活和工作。

合理饮食。纠正偏食挑食的习惯，按时吃饭，多吃清淡食物，忌咸、辣食品，不宜食用过冷、过热食物，过期食品、海产品也不能食用。

戒烟限酒。长期吸烟喝酒容易导致酸性体质，使患卵巢囊肿的几率增大。

输卵管堵塞的预防

输卵管的正常功能是保证受孕的基本条件之一，如果输卵管发生病变导致堵塞，就会造成不孕。由于现在感染途径和感染病原体数量的增加，预防输卵管堵塞又增加了一定的难度，但只要我们积极预防，还是可以减少患病的机会的。

注意生殖系统的清洁卫生、预防各种病原体的感染。这是预防输卵管堵塞最关键的地方，夫妻双方要养成良好的性卫生习惯，洁身自好，防止性传播疾病的发生。保持生殖系统洁净，避免生殖系统感染可将输卵管堵塞的几率降到最低。

及时治疗各种妇科炎症。阴道炎、各种盆腹腔炎症要及时到正规医院治疗，防止不正规的医院或门诊治疗不当埋下输卵管堵塞的隐患。

避免人工流产，尤其是频繁的人工流产。人流手术由于受到机械或药物刺激，宫腔内容物可能会进入输卵管腔，进而在管腔内滞留机化，完全阻塞输卵管腔会形成不孕，如半堵塞则容易形成宫外孕。

发生宫外孕后尽量避免输卵管切除。可采用腹腔镜下输卵管开窗，还可视情况做保守疗法，这样可以保留输卵管。

注意休息，防止着凉。疲倦时保持安静，躺下休息，在空调下要穿上袜子、盖上毯子以防止着凉，长时间吹空调容易使下肢和腰部过于寒冷而引起高危妊娠。

注意饮食。多吃富含维生素B和微量元素的粗粮以及含铁和钙的新鲜蔬果，海产品要适量食用保证碘的摄入。

子宫肌瘤的预防

由于现代生活饮食中含激素食品泛滥和女性月经时间发生变化使患者越来越多和患者群呈现年轻化成为子宫肌瘤现在的两大趋势，而一旦患上子宫肌瘤，治疗非常麻烦，所以预防子宫肌瘤就显得越来越重要。

避免人工流产。人工流产次数多会引起子宫肌瘤的发生，夫妻双方要做好避孕措施，尽量减少或不做人流手术。也不要滥用避孕药，过量服用避孕药会引起一系列子宫疾病。

节制房事，注意房事卫生。防止生殖道感染引起的子宫疾病，经期绝对不能同房。

科学减肥，适量运动，提倡母乳喂养。体内雌激素过高容易导致子宫肌瘤的发生，改善肥胖、适量运动、母乳喂养都会使体内的雌激素处于平衡状态，有利于保护子宫。

注意饮食。宜食低脂、清淡食物，忌食辛辣等刺激性食物和桂圆、蜂王浆、阿胶等凝血性含激素类食品，多吃鱼禽蛋类等绿色天然食品。

定期做妇科检查。20岁以上未婚无性生活史的女性要每年做一次B、彩超检查，已婚或有性生活史的女性要每年做一次妇科检查，以便及时发现各种妇科疾病。

慎服减肥药和补品。现在市场上的减肥药和补品中大多含有性激素，长期大量服用会扰乱人体的正常代谢，是子宫肌瘤的诱因之一。

调节情绪，保持良好的心态。防止因过度抑郁导致雌激素分泌增多，引起子宫肌瘤。

子宫内膜异位症的预防

具有生长能力及功能的子宫内膜组织出现在子宫腔以外的病症叫子宫内膜异位症，是一种常见的妇科疾病，临床治疗非常麻烦且不易治好，要及早采取措施防止子宫内膜异位症的发生。

● 经期内杜绝性生活，避免强烈的体育运动和重体力劳动，防止剧烈的体位和腹压变化引起经血逆流。

● 尽量减少人工流产和刮宫，注意性卫生和生殖器官的清洁。口服避孕药可减少子宫内膜异位症的几率。

● 及时纠正生殖道梗阻妨碍正常经血外流的病症，如处女膜闭锁、宫颈狭窄、生殖道梗阻及无阴道等畸形等病症要及时进行手术矫治，避免经血逆流进入输卵管和盆腔，导致子宫内膜异位症的发生。

● 宫颈手术如激光、冷冻、修补等应在行经后2～5天内进行，在下次行经前宫颈伤口能有足够的时间愈合，防止经血中的内膜在创面上种植。

● 不能在孕中期作剖宫取胎术，手术时要采取措施防止内膜碎片种植。

● 注意饮食调理，宜食用清淡富营养而易消化的食物，多食新鲜的蔬果，忌生冷、辛辣、煎炸、肥厚刺激类食物。

● 注意调整情绪，保持乐观积极的心态，使机体免疫系统的功能正常发挥。青春期女孩要避免受到惊吓，以免造成闭经。

健康小贴士 >>>

生牡蛎、夏枯草、苏子各30克，王不留行100克，用水煎服，每日或隔日1剂，30剂为1疗程。此方可预防子宫肌瘤的发生。

预防不育从预防传染病开始

在各种危害男性生育能力的传染病中，流行性腮腺炎和性传播疾病名列前茅，所以，预防男性不育主要从预防这两种传染病开始。

流行性腮腺炎的预防

流行性腮腺炎是一种腮腺炎病毒引起的急性呼吸道传染病，俗称"痄腮"或"大嘴巴"，传染性较强，5～15岁男孩发病最多，冬春季节也易发病。未患过腮腺炎者接触腮腺炎患者或病毒携带者后2日内可能会发病。其预防方法主要为：

接种疫苗。麻疹、风疹、腮腺炎三联疫苗是目前最普及的预防腮腺炎的疫苗，但先天或获得性免疫低下者以及对鸡蛋白过敏者不适合接种腮腺炎减毒活疫苗，还要高度重视疫苗所致腮腺炎病毒的感染问题。其接种方式除皮内、皮下注射外还可采用喷鼻或气溶胶吸入。接种疫苗15天后抗体开始产生，1个月抗体达到高峰，免疫成功者抗体可维持10年左右。

隔离患者，管理传染源，避免传染。 早期隔离患者直至腮腺肿完全消退为止，一般不检疫接触者，但在集体儿童机构、部队等应留验3周，暂时隔离可疑者。

　　被动免疫。 血清制备的丙种球蛋白有被动免疫作用，但效果只能维持2～3周，一般的丙种球蛋白对预防腮腺炎没有效果。

　　中草药防治。 近年来对中草药预防本病有较大的认识，在流行季节采用板蓝根30克或金银花9克煎服，每日1剂，连续6天，可有一定的防治效果。

　　室内经常通风。 保持空气流通，可用0.2%过氧乙酸在房间内消毒。流行期间不要到人流密集的场所。此外，教育孩子养成良好的个人卫生习惯，多参加锻炼，可减少腮腺炎的发病率。

　　由于腮腺炎病毒喜欢侵犯有活性的腺体，而睾丸作为男性的性腺体，活性最强，所以睾丸炎为流行性腮腺炎在生殖系统的主要并发症，约占其并发症的20%。患者一般会在患腮腺炎后一周左右出现阴囊红肿，睾丸肿胀，疼痛或有下坠感，有时伴有发热和寒战。一般认为青春期前腮腺炎合并睾丸炎较少见，即使对睾丸造成了一定的损伤通常也可自行完全康复。青春期以后患腮腺炎者较少，但更容易并发睾丸炎，因此在这一阶段患腮腺炎后一定要及时治疗，以避免睾丸炎的发生。

　　对症治疗。 患者卧床静养，认真护理，在睾丸局部放置冷水袋冷敷，可使用丁字带支持阴囊以减轻疼痛和肿胀，还可根据环境使用止痛剂以及退热药。

　　可注射恢复期患者的血清或丙种球蛋白。 能对病情有明确疗效，保护男性的生育能力。

　　可注射干扰素。 干扰素对急性腮腺炎、病毒性睾丸炎、睾丸萎缩都有较好的效果。

性传播疾病的预防

　　性传播疾病简称性病，已经越来越深入地危害着更多人群的身体和心理健康。预防性病，应先从了解性病的传播方式开始。

　　性病的传播方式主要有：

性接触。大多数的性病是通过不洁的直接性行为传染的，卖淫、嫖娼、多个性伴侣、滥交都易导致性病的传播。

接吻。与梅毒患者接吻也会导致梅毒的传播，淋病也能通过接吻传播，使人染上淋病性咽炎。

输血。性病、艾滋病等都能通过输血传播。

产道。淋病、梅毒、尖锐湿疣、非淋球菌性尿道炎、单纯疱疹等性病若孕前没有彻底治愈都可通过产道传染给婴儿，最好的方法是采用剖宫产。

游泳。由于一些游泳池消毒不严格，性病有可能通过游泳池水传播。

公共物品。性病患者用过的毛巾、脸盆、坐便器等物品其他人再次使用有可能染上性病，在公共场所洗澡最好采用淋浴，尽量避免采用盆浴。

了解了性病的传播方式后，我们就能有针对性地进行预防。

远离危险区，不接触病原。洁身自好，遵守道德规范，避免婚前性行为和婚后不正当的性行为，坚持性爱专一。口交、肛交、同性恋也会导致性病的传播，要尽量避免这些行为。

做好性行为前的预防工作。使用避孕套或给生殖器涂抹外用药膏，通过避免生殖器皮肤黏膜的直接接触可降低性病的传播几率。

输血和使用血液制品一定要慎重，要在医生指导下使用。

养成良好的卫生习惯。自己的生活用品如毛巾、牙刷、剃须刀等要专用，尤其是性病患者的用品用后一定要消毒。

性行为后可采取补救措施。性行为后要及时清洗生殖器和手、口，并要仔细、反复的清洗，这样可将一些病毒及时清洗掉。

健康小贴士 >>>

性行为前服用维生素C或抗生素、性行为后立刻小便就不会得性病的观念是错误的，滥用抗生素反而会使细菌产生抗药性。性病的治疗需要一定的时间和疗程，不能因为没有症状了就停止治疗，这样很容易使疾病复发或产生抗药性的菌种。

青春期的预防

　　随着年龄的增长和第二性征的发育，青少年在身体和心理上都发生了巨大的变化，对异性充满了好奇，对"性"充满了神秘感。但是由于家庭、学校对青少年性教育的缺乏和社会上低俗的性文化的泛滥，青少年性早熟、早恋、早期性行为、甚至早孕等现象已成为不可回避的社会现实。

　　在我国，家庭和学校对青春期性教育普遍采取回避态度，即使进行这方面的教育，也是消极防范式的，总是站在教育者的立场作空洞抽象的"区分爱情和友谊"之类的说教，缺乏与孩子的平等交流。受传统思想的束缚，中国家长总认为孩子受到的性教育越早，发生性行为的时间就越早，或因不知如何和孩子沟通就迟迟不对孩子进行性教育，这些因素使青少年对"性的困惑"得不到正确的认识，只能通过不正规的途径获得以讹传讹的错误信息，从而使青少年身心健康受到严重损害。

　　其实，我国的家庭和学校应该摒弃那些错误的观念，对青少年进行积极开放的性教育，帮助青少年度过"青春危险期"。

　　精神分析创始人弗洛伊德认为："性欲是每个人的体格和人格的一部分。性，是一种本能，它决定了我们的性别角色和社会角色，也是人类接触外在世界的方法之一。透过对性的认识，我们才知道自己要扮演一个怎样的人、如何建立自我的观念、如何尊重异性以及如何和别人交往。"所以，性教育不仅仅是对青少年进行性心理知识、性心理发展、性安全保健、性美学、性伦理、性道德等性知识教育，更重要的是人格教育，传授给孩子大量的性知识性教育并不是性教育的最终目的，它的最终目的是要教给青少年怎样培养良好的人格。

　　现代社会中，一般女孩子在12～13岁，男孩14～15岁进入青春发育期，这期间，青少年的"自我意识"和"性意识"觉醒，有接近异性的行为，对此，家长和学校要科学对待，正确引导。告诉孩子"第二性征"的出现是他们向成年过渡的自然现象，不必感到担忧或畏惧；对异性发生兴趣也是很正常的现象，这时他们才真正开始接触异性世界，通过让他们了解同龄异性的各种特征，增长他们对异性的认知，帮他们区分出爱情和友谊，使他们用科学的知识武装自己，防范不健康的思想和行为的侵蚀，使青少年健康成长。

由于现在青少年出现早恋的现象比较严重，所以在青春期性教育中，要把"贞洁教育"和"避孕套教育"有机结合在一起。既要告诉他们由于他们成年以前心理、社会、经济等各方面都不成熟，无法承担性关系带来的后果，所以要"洁身自爱"，通过其他方式释放性冲动等生理现象带来的压力；还要教给他们一些避孕的常识，防止他们由于偷食禁果带来更严重的后果。

健康小贴士 >>>

> 我国目前青春期性教育的模式还不太成熟，可以借鉴一下国际上其他国家比较成功的方法和模式，包括欧洲瑞典、荷兰的早期学校性教育，美英等国流行的"同伴教育"，联合国艾滋病规划署倡导的"ABC性教育活动"（A：避免婚前性行为；B：对配偶或一个性伴侣保持忠贞、不搞性乱；C：正确使用安全套）等。

避免抗精子抗体产生

抗精子抗体是导致免疫性不孕不育的重要原因之一，但只要平时多注意，预防方法得当，就完全可以避免抗精子抗体的产生。

不管是男性还是女性，生殖系统感染和外科损伤都会导致抗精子抗体的产生，而抗体一旦呈阳性就会导致不孕不育的发生。不过抗精子抗体导致的不孕不育是可逆的，通过治疗完全可以使患者恢复正常的生育能力。

由于抗精子抗体多是患者在不知不觉中产生的，所以抗精子抗体要从生活中多加防治。

避免不洁性交，防治生殖道感染。男性要积极治疗附睾炎、睾丸炎、前列腺炎、精囊炎等生殖系统感染类的疾病，保持输精道的畅通，使精子不能进入组织而引起免疫反应；女性应积极治疗阴道炎、宫颈糜烂、输卵管阻塞等疾病，以避免精子从生殖道破损处进入周围组织和血液内引起免疫反应，产生抗精子抗体。

坚决避免经期同房。 由于月经期的子宫内膜处于暴露的出血状态，抗病能力很差，所以经期同房极易导致女性月经量增加、月经期不适症状加重，还容易导致女性生殖系统感染及抗精子抗体产生。

治疗期间尽量避免同房，同房时要用避孕套。 用避孕套可防止精子抗原直接暴露于女性生殖道，刺激女性体内产生抗精子抗体。这样连续使用6至12个月可使抗体阳性的女性体内抗精子抗体水平逐渐下降。

免疫抑制剂治疗。 这种治疗方法主要使用氢化可的松栓剂、强的松、甲基强的松龙等类固醇类药物，但不良反应严重，应尽量避免采用。

培养良好生活习惯，注意自身保护。 避免身体长期接触有害物质，防止生殖系统损伤和意外创伤。若生殖器官出现伤损时，男性禁止性生活，女性应避免性生活或性生活时使用避孕套。

注意性生活频度。 频繁的性生活使女性吸收大量的精液，而反复接触男性精液，可使某些女性发生特异性免疫反应，产生抗精子抗体。

预防感冒。经常锻炼，加强营养，减少感冒的发生，提高机体免疫功能，增加抗病能力。

健康小贴士 >>>

阿司匹林可以使抗精子抗体由阳转阴，是医生常开给患者的药物，但长期食用阿司匹林有可能导致胎儿畸形，所以，患者还是慎用此类药物。

远离盲目减肥，减出健康"骨感美"

肥胖不仅严重影响了人的体形美，还危害着人类的身体健康，甚至会导致不孕不育，而且"以瘦为美"向来是中国人的审美标准，所以，减肥就成了一个经久不衰的话题，各种减肥方法、减肥产品、减肥广告更是铺天盖地而来，但是近年来由于盲目减肥而使身体受到伤害的案例频频出现。

目前比较流行的减肥方法有药物减肥、运动减肥、节食减肥、手术减肥等，科学的减肥方法不仅能让我们得到想要的"骨感美"，还能使身体更加健康，但若盲目减肥，方法不当，则不但不能和肥胖说"拜拜"，还可能会导致营养不良、伤害皮肤，甚至会使智商减低、记忆力下降。下面我们就分别说一说这几种减肥方法。

药物减肥

目前市场上的减肥药主要分为三类：

抑制食欲类药物。这类药物主要是苯丙胺及其衍生物，如芬氟拉明、安非拉酮等，通过调节摄食与饱食中枢神经抑制食欲来达到减肥的目的。但其中不少药品如氟苯丙胺、安非拉酮等属于精神药品，时间长了容易上瘾。

增加代谢类药物。这类药物主要是食用纤维，可对胃进行排空，抑制胃肠内食物分解，增加饱腹感，减少能量与营养物质摄入，从而达到减肥的目的。

抑制吸收类药物。蔗糖聚酯是一种替代饮食脂肪的药物，不会被消化吸收，食后随粪便一起排出，食用此类药物主要是减少热量来源。

如果长期使用药物进行减肥会引发很多不适症状，如头晕、头痛、口干、出汗、心悸、焦虑、失眠、食欲不振、胃肠道不适、性欲下降、视力模糊等症状。

由于药物减肥的机理不同，服用减肥药时切记不要擅自服用，不要长期服用以免成瘾，两种减肥药不能同时服用。还要注意，购买减肥药时要到正规的大药店去买，不要盲目购买那些道听途说、没有质量保证的减肥药，由于减肥药市场还不太规范，含有有毒物质的劣质减肥药不断流入市场，消费者一旦服用，将会对肾脏造成暂时或永久性损伤。

运动减肥与节食减肥

"少吃多动"历来是减肥的不二法门，少吃多餐、合理的饮食搭配加上坚持不懈的适当锻炼，让你不想减肥都很难。

但很多减肥者却做不到这一点，只是盲目追随网络上的快速瘦身节食方法，如"三日苹果减肥法"、"过午不食法"、"生姜红茶法"、"八日蜂蜜法"、"蜂蜜加醋减肥法"等等，这些方法通常能迅速瘦身，但若不坚持下去就会很快反弹，若长期坚持又会造成营养不良。比如"三日苹果减肥法"，一般认为因为苹果是低热量食物，所以在减肥期间只吃苹果不会摄入太多热量，而且还能改善皮肤干燥、过敏性皮肤炎、便秘等症状，真可谓是一举多得，何乐而不为呢？但实际上，从热量和饱腹感来说，苹果是用来辅助减肥的，如果作为主食，就会导致人体蛋白质摄入不足、免疫力下降、记忆力下降、贫血、消化不良等，减去的也只是水分，不是脂肪，一旦恢复正常饮食，很容易就会反弹。

这些快速瘦身的节食减肥方法其实既不科学，也不合理，还容易伤身。减肥是项需要毅力的工作，科学合理的节食加上适量的运动，只要你能坚持下去，就一定会拥有完美的曲线的。下面给大家推荐几种有助于减肥的运动。

游泳、滑雪、举重和拳击是效果最好的减肥运动，仰卧起坐、步行、跑步以及仰卧直腿抬高等运动也有助于减肥。做这些运动时既要适量又要能长期坚持，达到一定强度时可根据自己的身体情况选择两项运动同时进行。

手术减肥

目前手术减肥中吸脂减肥术是最安全和有效的，它是利用超声波、高频电场等物理手段将脂肪击碎，再通过皮肤小切口将吸脂管插入皮下脂肪层，利用负压的吸力，将人体局部堆积的皮下脂肪去除，以达到减肥及改善体形的目的。

吸脂减肥术对于青年女性来说可以改善体形、增加美感，腹部脂肪被吸取后还可以减少甚至消除分娩后的妊娠纹，但该手术只适合18～55岁有局限性脂肪堆积的女性，有器质性心肺疾病、有药物严重过敏史、血栓性静脉炎、有出凝血障碍的女性等均不可进行吸脂术。由于青少年正处于生长发育阶段，吸脂手术会干扰青少年体内的正常脂肪发育，影响激素代谢水平，使其正常生长发育受到干扰，所以最好在成年后再考虑施行吸脂术。

健康小贴士 >>>

吸脂减肥虽然相对来说比较安全，但也有其危害。脂肪的抽吸量一般为一次3000～5000ml，可以分次、分阶段进行，并不是说越多越好，抽得越多，风险越大，过量吸脂会使人体内大量丢失体液、电解质、蛋白等物质，若超过了机体的耐受能力还可能导致休克、感染等严重并发症，从而使生命处在危险边缘。

第三章

不孕不育的中医治疗

同"眼见为实"的现代医学相比，中医有着更为深远的治疗机制，许多古代医家对不孕不育问题，都有过精辟的论述。中医强调内因在不孕不育发病、治病中的作用，注重脏腑内部发生的变化对"胞宫"、"肾气"的影响，对非器质性不孕不育症的调理效果显著。

输卵管不通的中医疗法

随着医学知识的普及，女性朋友对很多妇科疾病都开始有所了解，在选择治疗方法时也不再盲目进行手术，而是根据自身的病情来选择最合适的方式，这样就可以降低对身体的损害。而中医治疗输卵管不通就成为很多女性朋友青睐的一个非常有效的方法。

输卵管不通包括输卵管粘连，输卵管因炎症不通，输卵管扭曲不通，输卵管受脂肪、肌瘤、囊肿挤压堵塞，输卵管因积液不通，输卵管因气阻不通六种情况。中医认为，输卵管阻塞主要因为湿热、寒湿、痰湿所引起的气滞血瘀导致脉道不通，引发女性不孕。中医中所说的气滞血瘀其实就是西医中所说的因情绪因素引起的输卵管痉挛，以及子宫内膜异位症所致的输卵管阻塞；而寒湿瘀滞、痰湿瘀结与湿热瘀阻，则与炎症所致的输卵管阻塞的各个时期相类似，只是用语上有所不同而已。

中医治疗输卵管不通有很多种方法，每一种方法都有针对特定的病证，因为只有这样才能更好地控制病情的发展，也只有控制住病情的发展，才能更好地治愈该疾病。所以在选择中医治疗输卵管不通之前，首先要查清该病的病因所在。输卵管具有非常复杂的生理作用，它对于卵子的摄取、卵子的受精、受精卵的分裂成熟和输送起着十分重要的作用。而输卵管不通多是因为急性、慢性输卵管炎或输卵管结核、慢性盆腔炎或盆腔手术后附件粘连或子宫内膜异位症等引起的。炎症使输卵管局部充血、水肿、炎性渗出、纤维组织增生导致阻塞。输卵管是输送精子、卵子或受精卵的重要通道，其正常运作对生育来说是一个十分重要的环节。凡是先天性发育异常或后天性的病变造成输卵管炎症，或者产生输卵管粘连阻塞，或者影响输卵管的正常蠕动和通畅等情况都会影响精子的输送，使精子和卵子结合受阻导致不孕，因此，输卵管阻塞是导致女性不孕的一个重要原因。

输卵管不通在临床上主要表现为下腹隐痛、腰痛或月经异常等，但也有不少患者反映他们除了不孕外，并没有感觉到身体有其他不适的症状。输卵管通液检查可以明确判断输卵管是否通畅，子宫输卵管碘油造影可确诊输卵管的梗阻范围和程度，如输卵管细长，呈僵直状或串珠状，则有结核性的可能。输卵管阻塞造成的不孕，主要是因为气血瘀结，壅阻经脉，输卵管充血、水肿、炎性浸润、积脓、积水以及肉芽性增生等病理改变引起的。针对患者的发病机理，中医治疗采取活血化瘀散结通络的方法，选以活血通瘀汤根据情况加减。

现代研究证明，活血化瘀类中药具有改善血流动力学、血流流变学、微循环等作用，同时可以降低炎症区毛细血管的通透性，减少炎性渗出，使局部组织的血液循环得到改善，促进炎性渗出物的吸收，抑制纤维细胞产生胶原，对体液免疫和细胞免疫也有一定的调节作用。

中医治疗输卵管不通有很强的针对性，患者在医治时一定要慎重。在治疗过程中如果有什么不适症状应立即去医院就诊，以免加重病情，造成不良后果。

健康小贴士 》》》

输卵管不通虽然表现为不孕，临床上却常常没有表现出任何症状和体征，只有在输卵管发生炎症的时候才会感觉到慢性腹痛。而且在临床症状上，输卵管不通与其他疾病很难区分，当一些患者出现下腹疼痛、分泌物多、腰痛、下坠，月经来潮时血量增多等症状时，就很容易与其他疾病相混淆。人们可以通过输卵管碘油造影检查或腹腔镜检查才能确定输卵管是否阻塞。

男性小心精液异常性不育

男性不育是指由男方原因造成的不育。在男性不育中，精液异常是导致男性不育的最重要原因。人们都知道精液是由精子和精浆组成的，所以精液异常包括精子异常和精浆异常两个方面。精子异常主要表现为精子过多、少精子、无精子、精子活力低下、死精子、畸形精子以及精子积聚等。精浆异常主要是指精液量过多、精液量过少、精液不液化、精液不凝固、精液白细胞过多等。

精液异常导致男性不育的原因有先天性因素和后天性因素两个方面。先天性因素主要包括先天禀赋不足导致的肾虚，命门火衰，阴血不足，造成精子异常发育。后天因素主要指不节制的性活动、饮食失调、久病不愈造成的情绪低落、感受外邪及外伤等。

中医治疗精液异常性不育讲究辨证论治：

肾精亏虚证

肾精亏虚型的不育患者主要表现为腰膝酸软、健忘耳鸣、容易疲劳、全身乏力等，临床症状为少精、无精、精子活力低下。中医上认为肾藏精，主生殖，精气的盛衰直接影响到精子的质量和数量。前人有男子以精为主，女人以血为主的说法，所以肾精亏虚是男性不育的主要病因。补肾填精是治疗精液异常性不育的基本方法，在临床应用时，以滋肾阴填肾精为基础，因为精属阴，肾精、肾阴同为肾的物质基础，二者互为相依。同时，中医上认为"气生精"，精气可互生，所以还要兼以补肾气的药物。另外，精血同源，气血相依，还可以参以益气养血的药品，调气血以化精。

可以选用鱼鳔丸、生髓育麟丹、添精续嗣丸、五子衍宗丸合七宝美髯丹加减、五子衍宗丸加味、聚精汤加减。

肾气亏虚证

　　肾气亏虚型的不育患者主要表现为早泄、遗精、腰酸、尿频、尿滴沥，舌淡、脉细弱等，临床上表现为精液量多而清稀，或是精子异常增多，或是死精子增多，或是精液不凝固。中医上认为该病是因为气血不足，肾气虚弱，精关不固，气化失司，开合无权造成的，治疗以补肾益气为主。

　　可以选用固精丸、金匮肾气丸、生精种玉汤、五子衍宗丸合保元汤等。

肾阳亏虚证

　　肾阳亏虚型的不育患者主要表现为腰膝酸冷，形寒肢冷，外阴及两股寒冷，头晕耳鸣，精神萎靡，阳痿早泄，夜尿频过，或小便清长，舌淡有齿痕，脉沉细等。临床上则是精液量清稀不凝固，或精液量多而清冷，或精液黏稠不液化，或少精、精子活力低下。中医认为肾阳亏虚主要是命门火衰，阳虚失煦，阴精不化，肾精亏虚，气化失司。治疗时在于恢复肾脏的温煦和气化功能，以温补肾阳为主。

　　可以选用右归丸合斑龙丸、金匮肾气丸、赞育丹、金匮肾气丸合保元汤、右归丸加味等。

　　应用中医此疗法时要注意，火热制品要适可而止，否则物极必反，导致阴精耗损。其次，组方也不应该一味的温热补阳，要立足阴中求阳，来使阳得阴助而生化无穷。另外，可以添加益气养血的药品，以助生精之源。如果患者阳虚寒盛，还当加温经散寒，如乌药、小茴、延胡等。

肾阴亏损证

　　肾阴亏损型的不育患者主要表现为腰膝酸软，耳鸣盗汗，五心烦热，口干舌燥，心烦失眠或者性欲旺盛，舌红少苔，脉细数等。临床上则是精液量少，或精液黏稠不液化，或精液中白细胞增多，或死精子过多，或畸形精子过多。肾阴亏损主要是由肾阴亏虚，阴虚内热，热灼精伤所致，治法是滋阴补肾，清热降火。

　　可以选用大补阴丸、液化汤、知柏地黄丸、六味地黄丸合五子衍宗丸加减。

　　临床应用时不要一味地用滋腻补肾之品，养阴药物性多滋腻，要慎防碍胃，影响后天脾胃的正常功能，并最终影响精子的生化。

气血两虚证

　　气血两虚型的不育患者主要表现为形体消瘦，心悸气短，精神疲惫，浑身乏力，面色发黄等。临床上出现精液量少，或精子活力低下或少精子。中医认为该证是因为气血两虚脏腑功能减退，精失化源所致，治法以补气养血兼以补肾益精。

可以选用八珍汤合五子衍宗丸、河车种子丸、十全大补汤加味等。

心脾两虚证

心脾两虚的不育患者主要表现为心悸头晕，失眠多梦，纳少乏力，神疲倦怠，面色无华，舌淡苔薄白，脉细弱等。临床上表现为精液稀薄不凝固，精液量或多或少。该病证是由于思虑太过，心脾两虚，气血不足，后天之精化源不足，肾精失于充养所致，治法是健脾益气，养心补血，可以选用归脾汤。

湿热下注证

湿热下注型的不育患者主要表现为小便黄浊，尿道灼热，排尿不畅，或尿后有白浊，下腹、会阴部隐痛或不适，阴囊湿痒，胸胁痞胀，口苦咽干，舌红苔黄腻，脉滑或数等。临床表现为精液量黏稠不液化，精液量少，精液中白细胞增多，精液腥臭浑浊，或精子数量异常增多，或精子活力低下，或畸形精子增多。中医认为该病证是湿热下注，清浊不分，导致成毒化脓，精道淤阻。治法是清热利湿。

可以选用萆解分清饮合三妙丸、龙胆泻肝汤合知柏地黄汤、龙胆泻肝汤合五味消毒饮、龙胆泻肝汤合六味地黄汤加减、八正散、龙胆泻肝汤加减、利湿益肾汤等。

气滞血瘀证

气滞血瘀型患者的主要表现为下腹、会阴部疼痛，睾丸不适，或射精时疼痛，舌苔暗红或有瘀斑瘀点，脉沉细涩。临床上主要表现为精液不液化，或精液量少而稠，或精液清稀不凝固，或精子过多。中医上认为该病是由于气血瘀阻精道，导致精泄不畅。治法为理气活血化瘀。

可以选用血府逐瘀汤合五子衍宗丸、少腹逐瘀汤、血府逐瘀汤加减等。

肝郁气滞证

肝郁气滞型患者主要表现为胸胁胀痛，下腹不适，抑郁，射精疼痛或睾丸胀痛等。临床上主要表现为死精过多，舌暗红或有瘀点，脉弦等。中医认为该病证是由于肝气郁滞，疏泄失常导致的，治法以疏肝解郁为主，可以选用逍遥散、达郁汤、四逆散和柴胡疏肝饮等。

健康小贴士 >>>

死精是导致男性不育的一个常见原因。一般情况下，精液排出体外1个小时之内，精子的存活率应在70%以上，如果死精子超过40%，则会引起不育；精液排出体外6个小时，精子的存活率应在20%以上，如果此时已无存活精子，也可以引起不育。

性功能障碍引起的不育

现如今由于生活和工作压力增大，很多男性朋友都出现了性功能障碍的症状，性功能障碍不仅会造成男性生活质量的下降，还会导致不育。由于男性性功能障碍是指男性在性活动过程中，包括性欲唤起、阴茎勃起、阴茎插入阴道、阴茎维持相当时间勃起状态和射精这五个连续的环节，其中任何一个环节发生障碍。常见的性欲异常主要包括性欲低下、性厌恶、性欲亢进、勃起障碍、插入障碍、射精障碍等。其中射精障碍包括射精过早、不射精和逆行射精。

男性性功能受大脑和脊髓等高级神经中枢与内分泌系统共同协调控制。正常成年男子在接收到有关性的刺激如视觉、触觉、嗅觉、听觉刺激信号后便会产生性欲，随即出现阴茎海绵体充血膨胀，阴茎勃起变硬进而插入女方阴道进行性交。在性交过程中，来自肉体及精神的刺激会引起男性中枢神经系统的高度兴奋，进而达到性欲高潮并产生性快感，这时输精管壶腹部及精囊会发生痉挛性收缩，盆腔骨骼肌也会同步收缩，使精液自尿道射出，其后性兴奋消退，阴茎疲软，整个过程持续约10~20分钟，大多数男性在射精后1小时内不能再发生阴茎勃起与射精。一般情况下，男性的性能力在30岁左右达到高峰，并开始逐渐降低，60岁以后性能力基本消失，但也有的男性70岁以后仍然保持性能力，当然这其中有很大的个体性差异。

由男性性功能障碍引起的不育症，往往会被人们所忽视。在男性不育的案例中多少由性功能障碍问题所引起，目前尚没有确切的统计数字。很多未婚男子的无性欲或性欲低下多是一种顾虑，很可能是没有足够的刺激引起性欲。阴茎勃起异常，主要表现为阳痿；射精障碍则包括早泄、遗精、不射精。上述的异常表现，会造成性生活不和谐或不能将精液射入女方阴道而导致不育。

造成男子性功能障碍的原因在于手淫或房事过度等不正常的性生活习惯和心理因素如紧张、恐惧或缺乏信心等，造成神经内分泌功能失调。此外，某些药物也有抑制性功能的作用。只有很少情况是因为疾病的原因造成的，如脊髓损伤，慢性副性腺的炎症等。性功能障碍导致的不育重在预防，应该认真学习性知识，克服不良习惯，积极治疗全身性疾病，这样才能有效防治由此造成的男性不育。

命门火衰证

该证主要是因为性交过频或者长期手淫导致精气虚寒，命门火衰。患者表现为面色苍白，夜尿频繁，头晕目眩，精神萎靡，肢冷畏寒，腰膝酸软，舌淡苔白，脉多沉细等。

中医治疗该证主要采以五子衍宗丸（枸杞子、五味子、复盆子、菟丝子、车前子）。

心脾气虚证 ◀◀◀

该证主要是患者由于思虑忧郁过度损伤心脾，导致气血两虚，患者表现为精神不振，心悸怔忡、失眠、纳呆便溏，舌苔薄腻，舌质淡，脉虚或结代。

中医治疗该证主要采用治以归脾汤加减。

惊恐伤肾证 ◀◀◀

该证是因为患者胆怯多疑，素体虚弱，性交时逢大惊卒恐所致。患者的主要症状是精神苦闷，闻声惊恐，胆怯多疑，心悸失眠、多梦，脉弦细，苔薄腻。

中医治疗以大补元煎加远志、龙骨、枣仁等。

湿热下注证 ◀◀◀

该证是因为患者湿滞化热、情志不畅、肝气郁结所致，临床症状表现为阴囊湿热、睾丸疼痛、阴茎浸痛、小便短赤、下肢酸困、急躁易怒、苔黄、脉沉滑等。

中医治疗该证主要以知柏地黄丸加减。

健康小贴士 >>>

中医上也通过针灸治疗男性阳痿、遗精等性功能疾病，收到了很好的治疗效果，但由于治疗时间较长，且患者需要忍受针刺之苦，加上患者愈后如果不注意，病情还会再次反复。另外，中医上还采用推拿疗法，其对性功能的作用在于开发性感觉区，促进性兴奋，疏通经络，调整营养来改善性功能，通常分为局部按摩和穴位按摩两种，但是患者应注意，推拿疗法需要由医生制定治疗计划，然后才能实施，不具有普遍性。

子宫发育不良性不孕

子宫发育不良是女性生殖器发育异常中较常见的一种。该疾病主要是因为先天发育不足或女性机体的内分泌失调所致，特别是卵巢功能障碍造成雌激素、孕激素分泌异常，而子宫的发育需要两种激素的联合作用。因此，如果先天性无子宫或始基子宫，或雌、孕激素分泌障碍，就会造成子宫的发育异常或不发育。

子宫发育不良患者的临床表现为无月经或月经稀少，以及痛经、不孕等。如果子宫发育不良程度较轻，结婚后可能受孕，但容易发生早产或流产，或是临产时，子宫容易出现收缩无力，产程延长，或因子宫收缩不好，以致出血。

中医在治疗子宫发育不良性不孕方面积累了大量宝贵的经验，不但注重辨证论治，而且也会应用现代医学的检查手段与辨病论治相结合。治疗肝肾两虚时，可以补肝强肾；可以温经散寒；治疗肝郁气滞，可以疏肝解郁；治疗气血不足，可以补气养血；治疗下焦寒凝，治疗瘀血内阻，可以活血化解。

子宫发育不良性不孕患者往往是结婚后多年不孕，并以形体瘦小，面色晦暗，性欲冷淡，月经初潮迟缓，月经后期色淡、量少，甚至经闭为其临床主要特点，妇科检查时多为子宫偏小或无子宫，卵巢发育不全，取子宫内膜检查为增殖症或子宫腺体分泌欠佳，或者没有异常表现，但根据体温测定为单相性无排卵型月经。这类可以通过妇科双合诊检查初步得到诊断，依靠盆腔充气造影或B超可以确诊。严重的子宫发育不良患者往往会合并内分泌功能失调及其他全身疾病，必要时可以通过测定FSE、LH、T、 P、E2及进行其他脏器功能的检查。

中医上认为导致不孕的原因多是血少精亏和肾气不足所致，所以中医治疗此种类型的不孕以补肾为主。肾是先天之本，元气之根，贮藏精气，是人体生长、发育和生殖的根本。当女性发育到一定时期，肾气旺盛，肾中天癸充实，就会有正常的经、孕、产、育功能，但如果是肾气不足，肾阳虚损，冲任失调，精血亏虚，胞宫失养，则会导致发育不良。

肾气不足证

临床表现为月经量少或闭经，经色暗，白带多而清稀，婚后不孕，腰膝酸软，头晕耳鸣，白汗倦怠，舌质暗淡，苔白，脉沉细弱。

中医治疗以补肾调经为主，选用归肾丸加减。

脾肾阳虚证

临床表现为月经量少，色淡，婚后不孕，白带清稀，腹胀纳差，腰膝酸软，头晕耳鸣，大便稀溏，小便清长，苔薄白，脉沉迟。

中医治疗以温补脾肾，益气养血为主，选用右归丸加减。

肾虚血瘀证

临床表现为月经量少，色暗红或有血块，行经腹痛，腰酸痛，眩晕耳鸣，胸胁胀闷不适，小便清长，舌质暗，边有瘀点、瘀斑，苔薄白，脉沉细而涩。

中医治疗选用当归地黄饮合少腹逐瘀汤加减。

健康小贴士 >>>

先天性子宫畸形如子宫过小、双角子宫、鞍状子宫、宫腔粘连、子宫肌瘤等也会造成不育或习惯性流产。子宫作为孕卵着床、发育、成长的处所，是胚胎发育的土壤，子宫异常会使孕卵无法正常发育而造成流产，因此应该积极治疗。

子宫内膜异位症不孕

子宫内膜异位症不孕是一种难治之证。西医上经常采用激素类药物进行治疗，一般不适合长期应用，而中医中药治疗有一定独特的优势。中医治疗子宫内膜异位症始终以活血化瘀为治疗大法，并根据不同证型或兼以补肾，或兼以祛寒，或兼以清热，或兼以行气，或兼以益气。同时还会根据月经周期不同阶段来对患者用药，平时以活血化瘀为主，在月经时则有所侧重，如痛经的患者，经期可加延胡索、蒲黄、香附、三七等行气活血止痛；而对于月经过多、经期延长的患者，经期可加用三七、益母草、蒲黄、血余炭等活血祛瘀止血。

由于子宫内膜异位症导致的不孕，临床上主要以肾虚血瘀最为常见，在月经的后半期，应添加鹿角霜、仙灵脾、菟丝子、续断等补肾药来维持黄体功能促进怀孕。并应进行基础体温检测，一旦基础体温高温相超过14天，有怀孕可能，应慎用活血化瘀药，并适当加用补肾安胎药，以防流产，临床上，子宫内膜异位症不孕主要有以下证型：

肾虚血瘀证

肾虚血瘀型患者的临床表现为腰膝酸软，月经紊乱，经行腹痛，月经量或多或少，头晕，面部色素沉着，性欲减退，盆腔有结节包块，舌淡黯，苔薄白，脉沉细，黄体功能不全等，临床辨证以排卵分泌障碍的患者相对多见。

中医治疗该病证以补肾益气，活血化瘀为主，药方为寿胎丸合四物汤加减。桑寄生、菟丝子、莪术、赤芍、续断、白芍、三棱、郁金、丹参、当归等随症加减：

● 肾阳亏虚，并伴有夜尿频多、头晕耳鸣、倦怠乏力的患者，可以加杜仲、金樱子、鹿角霜、巴戟天、益智仁等以加强温补肾阳；

● 有盆腔包块者可以添加夏枯草、海藻、生牡蛎、浙贝母等以软坚散结；

● 月经过多者可以在经前去三棱、莪术，加茜草、益母草、三七、炒蒲黄等以活血止血。

● 伴有阴血亏虚，月经过少，色淡稀薄，经后腰腹部感到绵绵作痛者，可以加熟地黄、川芎等滋阴补血活血。

气滞血瘀证

气滞血瘀型患者的临床表现为婚久不孕，经行下腹坠胀剧痛，经量或多或少，经色黯有血块，胸闷，乳房胀痛，心烦易怒，舌黯，脉弦。子宫内膜异位症患者表现高催乳素血症者临床辨证以气滞血瘀型多见。

中医治疗以行气化瘀为主，方药为隔下逐瘀汤加减。桃仁、制香附、赤芍、三棱、莪术、丹参、鳖甲、延胡索、当归等随症加减：

● 如果气滞明显，可以偏重用莪术；血瘀明显，可以偏重用三棱。莪术、三棱均有破血耗气之力，所以如果患者月经量过多，并伴有大量血块，或病久，正气虚损时，二者应酌减。

● 伴有肝气郁结、郁闷太息者，可以添加积壳、柴胡等来疏肝理气。

● 伴有肝郁化火者，可以去燥烈的当归，添加山栀子、丹皮等来清肝泻火。

● 夹寒者可以添加艾叶、茱萸等来温经散寒。

● 夹下焦湿热者，可以添加黄柏、知母、败酱草、红藤等以清热利湿。

● 伴有输卵管不通者，可以添加王不留行、川楝子、穿山甲、路路通等来通络疏管。

● 经行腹痛者，可以添加香附、蒲黄、五灵脂、益母草等来活血行气止血。

寒凝血瘀证

寒凝血瘀型患者的临床表现为婚久不孕，月经前或经期内下腹冷痛，并放射到腰膝、会阴及肛门各处，经量少，经色黯有块，形寒肢冷，舌淡黯，边有瘀点，苔薄白，脉沉细。前列腺素比例失调患者月经期前后尤其表现为寒凝血瘀证型。

中医治疗以温经散寒化瘀为主，方药为少腹逐瘀汤加减。

● 经行小腹冷痛，腰痛如折，严重还伴有呕吐、恶心、腹泻，甚至上腹绞痛的患者可以添加吴茱萸、砂仁等以温中止痛。

● 腹泻者可以去掉桃仁、当归，加补杜仲、骨脂等以补肾温阳。

湿热瘀结证

湿热瘀结证患者临床表现为婚久不孕，小腹经常疼痛，月经前或经期小腹疼痛加剧，疼痛甚至会发射到腰骶、会阴及肛门各处，经血量多，经色深红，质稠有块，白带黄稠，小便短黄，大便有时干结，舌质红，舌尖处有瘀点或瘀斑，苔黄而腻，脉弦数。进行妇科检查时会发现子宫略大，有压痛感，附件增厚、压痛，甚至或触及包块，后穹窿、子宫骶骨韧带可触及痛性结节。此证型以子宫内膜异位症合并感染而致不孕者最为多见。

中医治疗以清热利湿化瘀为主，方药为棱莪消积汤合小承气汤加减。

● 经期小腹疼痛加剧者，可以添加延胡索、香附等来行气止痛。

● 月经量过多的患者，可以去掉桃仁、三棱、丹参、莪术，添加蒲黄、地榆、益母草、茜草等以活血化瘀。

● 如果患者伴有白带量多，发热恶寒，可以加蒲公英、黄柏、银花藤等以加强清热利湿。

气虚血瘀证

气虚血瘀型患者的临床表现为婚久不孕，继发性和渐进性的痛经，在月经前期最为严重，并伴有肛门坠胀、里急后重、月经量多、经色淡、神疲肢倦、纳呆便溏、面色㿠白，舌质淡胖，舌尖有瘀点或瘀斑，苔薄白，脉细涩。

中医治疗以益气活血祛瘀为主，方药为桂枝茯苓丸加减。

● 经期量多的患者可以去莪术、茯苓、三棱、丹参，添加艾叶、三七、阿胶、首乌等以养血止血。

● 经期腹痛严重的患者，可以添加香附、延胡索、乌药等以理气止痛。

● 患者伴有肾虚，可以添加鹿角霜、补骨脂、续断等来补益肾气。

健康小贴士 >>>

　　子宫内膜异位症不是一个新发现的疾病，在古老的埃及和中国文献中都曾记载过这种病症。1995年，在美国儿童健康及人类发展学院召开的会议上指出，此病的发病率为10%，其中有30%～40%的患者有疼痛的病证，而且亚洲人比欧洲人要多。在1992年的医学报告中，患者之中亚洲女性占据了51%，而欧洲女性只有22%。

慢性宫颈炎易引起女性不孕

　　宫颈处于阴道和子宫之间，既是内生殖器的防护屏障又是生殖生理和生殖内分泌功能的重要环节。当宫颈感染炎症时，会出现白带增多，颜色呈现白色或黄色黏稠状，脓性、恶臭，使阴道内环境发生改变，毒素及炎症细胞增多，不利于精子的生存和运动，无法穿透宫颈进入宫腔而导致不孕的发生。

　　宫颈炎分为急性宫颈炎和慢性宫颈炎，是一种十分常见的妇科疾病。其中，慢性宫颈炎的患者居多，严重的还会导致女性不孕，因而尽早治疗很重要。慢性宫颈炎的治疗可以采用中医的治疗方法，根据不同证型辨证施治。

湿热下注证

湿热下注型患者的临床表现是白带量多，颜色发黄或白色为脓性，或带有血丝，性交痛或性交后阴道出血，腰酸坠胀，尿频尿痛，口苦咽干，舌红，苔黄腻，脉弦滑。

中成药分为两种：子宫丸，一日三次，每次9克，饭后温开水送服；妇炎平胶囊，一日两次，每次4～6丸，温开水送服。

同时可以采用食疗方法来辅助治疗：

● 椿白皮12克，扁豆花9克，用纱布包好后，加水200毫升，煎取150毫升，分次饮用，一般1周内即可见效。

● 新蚕砂30克，用纱布包好，苡米30克，放瓦锅内，加水适量，煎服，每天1次，连服5～7天。

脾肾亏虚证

脾肾亏虚型患者的临床表现是白带量多而清稀，且连绵不断，腰膝酸软，食少神疲，或大便稀溏，舌淡苔白或腻，脉濡缓。

中成药分为两种：茸坤丸，一日3次，每次6克，温开水送服；止带丸，一日2～3次，每次3～6克，饭后温开水送服。

同时可以采用以下两种食疗方法来辅助治疗：

● 鹿茸6克，淮山药30克，白果仁30克，猪膀胱1具。先将猪膀胱洗净，将诸药捣碎，装入猪膀胱内，扎紧膀胱口，小火炖至烂熟，入食盐少许调味，药、肉、汤同服食。

● 杜仲30克，用纱布包好，粳米30～60克，同煮为粥，去药渣，食粥。

健康小贴士 〉〉〉

慢性宫颈炎多见于流产、分娩或手术损伤宫颈后，病原体侵入而引起的感染，并由急性宫颈炎转变而来。当急性宫颈炎治疗不彻底的时候，病原体会隐居于宫颈黏膜内形成慢性炎症。许多女性宫颈炎症状不太明显，一般常被忽略而直接发生慢性宫颈炎，临床治疗显示，阴道分泌物过多的患者中，约有20%～25%是由宫颈炎所致。当宫颈有炎症时，大量的脓细胞可以吞食精子，或降低精子的活力，缩短精子的寿命，即使精子侥幸存活也常常被炎症造成的黏稠脓性白带阻碍，很难顺利通过宫颈管进入子宫，从而降低受孕率或导致不孕。

⊕ 中医对男性不育的认识

男性不育症与男性的性功能异常有很大的关系。男性不育除了少部分为器质性疾病外，多属于功能性疾病。它主要包括遗精、阳痿、死精，少精和液化时间长，生殖器炎症等。男性不孕不育的原因有很多，其中有相当一部分与精神、心理因素有关，至于性功能障碍如阳痿、早泄等与精神因素关系密切，因此，心理治疗对不育症患者非常重要。患者平时还要注意身体健康，加强体育锻炼，多注意维生素A、维生素B、维生素E的摄入，保持精神舒畅。对于一些慢性感染性病灶如精囊炎、前列腺炎要积极治疗，避免辛辣刺激性食物，戒烟、戒酒。中医治疗时不能急于求成，需要一个较长的过程。

肝郁气滞证 ◀◀◀

肝郁气滞型患者的临床表现为婚久不育，附强不倒或阳痿不举，不能射精，精液粘稠不化，精子活动力差或死精子过多，患者精神不振，性情抑郁，胸闷不舒，夜不能寐，两胁胀痛，舌暗，苔薄黄。

中成药可用茴香橘核丸治疗。

湿热下注证 ◀◀◀

湿热下注型患者的临床表现为婚久不育，阳事不举或举而不坚，精子活力差、血精或者死精子多，患者体态虚胖，头晕身重，肢体困倦，小腹胀满，小便黄赤。

中成药可以选用龙胆泻肝丸治疗。

气血两虚证 ◀◀◀

气血两虚型患者的临床表现为婚久不育，性欲低下，精液稀薄，精子数量少，死精子多，患者面色萎黄，形体衰弱，头晕目眩，舌质淡，苔薄白。

中成药可以选用人参归脾丸、十全大补丸治疗。

肾阴虚证 ◀◀◀

肾阴虚型患者的临床表现为婚久不育，早泄，遗精，精液稀少，死精子多，并伴有头晕耳鸣，腰酸腿软，手足心热，口干，失眠健忘，舌质红，无苔。

中成药可选用六味地黄丸治疗。

肾阳虚证 ◀◀◀

肾阳虚型患者的临床表现为婚久不育，性欲低下，阳痿不举或举而不坚，精液清冷，精子量少，活动力低，常常伴有肢体寒冷、腰痛膝软、精神疲惫、小便清长、舌质淡、舌苔薄白。

中成药可以选用人参鹿茸丸、强肾片、金匮肾气丸治疗。

健康小贴士 >>>

一些男性不育症患者，花了数千元甚至上万元在一些个体诊所或某些不育门诊，不知胡乱服用了多少补肾生精的药物，不但不育未能治好，性功能反而也越"治"越差。面对众多男性不育的病因和病理变化，只有去专科医院，进行仔细的检查，具体的分析，对症治疗，才能收到好的疗效。

早泄性不育症的效验妙方

早泄性不育症是指夫妻在同房时，阴茎虽然能正常勃起，但是在刚刚接触外阴或者已经进入阴道后仅数秒或数十秒便发生射精，随后阴茎疲软而不能维持性生活的一种病症。早泄是一种常见的性功能障碍性疾病，也因为早泄使精液排泄在阴道外或阴道口导致不育。

早泄性不育症的实质是射精发生在男子的愿望之前，因为患者在性生活中持续或经常性的缺乏对射精和性高潮时合理的意念控制力，导致男女双方在性生活开始时忧心忡忡，而结束时满意程度每况愈下。长此以往，患者往往会出现性欲减退等症状。男性早泄在临床上一般分为器质性早泄和功能性早泄，其中以功能性早泄居多。

功能性早泄是由于大脑皮质或脊髓中枢兴奋性加强，射精所需的刺激阈又太低或太敏感，导致阴茎与阴唇一触即射。这种病常发生于初次性交失败，或性欲过于冲动，或是婚前习惯快速自慰射精，或者是因为环境尴尬，或性生活紧张，或夫妻配合不当，或夫妇不和睦，或精神过于自卑自怨等因素都可以造成恶性循环而引起射精失控，出现乍交即泄，很难成孕的情况。

中医上认为精液的封藏与排泄是由心、肝、肾三脏功能活动互相协调的结果。肾主生殖、封藏，肾虚则封藏失职，固摄无权，精液自泄。肝主疏泄，统调气机。如果情志抑郁，疏泄失常，约束无能，会导致交合时提前射精。心主神明，君主之官，心有欲念，引发相火妄动，扰动精关，不能摄敛而早泄。所以协调心、肝、肾三者的生理功能是治疗和治愈早泄的关键。

男性早泄有多种不同的类型，在治疗的时候需要根据不同的类型对症下药。

肝经湿热证

肝经湿热型患者的症状表现是早泄，性欲亢进，小便黄赤，胸胁胀满，口苦咽干，舌质红，苔黄腻，脉弦数。

中医治疗以清热化湿为主，方药为龙胆泻肝丸加减。

阴虚阳亢证　◀◀◀

阳虚阳亢型患者的症状表现是早泄遗精，五心烦热，腰膝酸软，咽干盗汗，舌红苔少，脉细小数。

中医治疗以滋阴潜阳为主，方药为知柏地黄丸加减。

肾气不固证　◀◀◀

肾气不固型患者的症状表现是性欲减退，早泄遗精，腰膝酸软，小便清长，夜尿繁多，舌淡胖，脉沉缓。

中医治疗讲究益肾固精，方药为金匮肾气丸加减。

心脾两虚证

心脾两虚型患者的症状表现除了早泄外，还伴有心悸气短，气虚无力，面色㿠白，睡眠质量差，大便溏，舌淡胖嫩，脉细。

中医治疗以补益心脾，方药为归脾丸加减。

另外，在采用中医治疗早泄性不育时有下面几种情况需要注意。

（1）中医治疗早泄要注重精神调养，排除心中杂念，平时应清心寡欲，陶冶性情，避免过度的脑力、体力劳动。还要正确看待性生活，对早泄的概念要有正确的了解，防止出现将正常情况误认为早泄，即使确实患有本病，也要放下包袱。同时妻子要温存体贴，不要抱怨，不给丈夫增加心理压力，而是帮助丈夫增强战胜疾病的自信心。

（2）早泄主要是身体出现了虚证，这时患者饮食条理要偏于补益，忌食生冷寒凉食物。阴虚火旺者，要以补阴为主，忌用温燥之品，除了蔬菜、米面外，可以佐以海参、枸杞子、银耳、蜂蜜、淡菜等。肾气不固者可以配合核桃、栗子、黑豆、鱼虾、莲子之类的。

（3）另外还要坚持参加适度的体育活动。体育项目的选择要根据个人爱好与耐受程度而定，如慢跑、散步、体操、球类、太极拳等均可，以不感到劳累为度。

健康小贴士 >>>

针灸是我国独有的一种疾病治疗方式，它通过刺激人体的穴位，来达到排解病痛的功效，针灸在治疗早泄方法上也有一套，现在给大家介绍两种针灸治疗早泄的方法。一种是体针，选中极、关元、气海、肾俞、命门、三阴交、会阴等穴位，每次选用3～5穴针刺，或加艾灸。第二种是选关元、气海、三阴交穴，每次用艾条灸以上诸穴各10分钟，每日1次，10日为1个疗程。另外，患者在选用此疗法时，一定要在专业医师的指导下进行，以免给身体带来损伤。

第四章

不孕不育的西医疗法

中医注重经络、脏腑等内部变化，而西医更注重"看见的"，通过仪器或手术等方式，观察人体结构，发现并治疗身体中器质性变化。因此，西医在治疗器质性变化引起的不孕不育症方面效果显著。

西医治疗女性排卵功能障碍

女性生育的一个必要条件就是卵巢有规律的排卵，当排卵出现障碍时，就会导致女性的不孕。据统计，因为排卵障碍造成女性不孕的占不孕患者的25%～30%。无排卵多是因为下丘脑-垂体-卵巢轴中的某一个环节存在病理障碍所致，但也可能是身体其他内分泌疾病因素造成的。

以往对于那些月经周期规律，基础体温双相的不孕女性，只要卵泡发育正常，很少会对其进行进一步的检查，实际上，这种病例中卵泡发育正常但排卵异常的情况是很常见的。运用B超监测育龄女性，特别是不孕女性的卵泡发育的详细情况，确认其是否有发育成熟的卵泡、是否排卵及排卵时间，为临床治疗提供了十分可靠的依据。故在治疗前应该弄清楚下面几个问题：卵巢有无排卵？排卵情况是否正常？如果无排卵，那么导致无排卵的因素在下丘脑-垂体-卵巢轴的哪一个环节？排卵障碍与身体其他内分泌功能调节或其他全身性疾病有没有关系？与精神因素有关吗？子宫内膜对卵巢激素反应是否正常等？

要对上述问题做出判断，需要医生问好病史，进行体检，排除身体其他疾病尤其是其他内分泌腺对卵巢的影响。检查卵巢功能时还应结合患者的月经史、生育史、妇科检查、基础体温测定、子宫颈黏液检查和引导脱落细胞涂片检查，以及预期来经8小时内取内膜作病理活体组织检查等方法，来确定有否排卵。

那么对于女性排卵障碍性不孕该如何治疗呢？

预防流产

排卵障碍治疗应同时预防流产，患者治疗后妊娠，其流产的几率仍然很高，可以适量采用绒毛膜促性腺激素和黄体酮等治疗，来降低流产率。用药治疗时要选择对胎儿安全并且有效的保胎药物。

促进排卵

目前为止，医学上促排卵的药物有很多种类，并通过不同机理产生作用。治疗排卵障碍的常用促排卵药物有促性腺激素释放激素、人类绝经期促性腺激素、促卵泡生长激素、克罗米酚等，使用这些药物时应慎重，要在医生的指导下使用。如果应用不当，不但不能达到治疗效果，有时反而会导致多胎妊娠，流产，甚至会发生卵巢过度刺激综合征，严重损害肝、肾功能。

内科治疗

对于那些合并内分泌紊乱性疾病的患者，还要接受内科的治疗，并在内分泌状态相对良好的时期怀孕，排卵障碍治疗方法可以减少流产率和孕期并发症的发生。

B超监测排卵

在女性不孕症的诊断过程中，常常需要检测卵泡来看看其是否生长、发育、排出等。这种检查看起来比较麻烦，但是却有着重要的临床意义。一般情况下，自月经周期的第8天开始，每2天B超监测1次，当发现卵泡直径达到17毫米时，要改为每天监测1次，当卵泡发育成熟，直径达到20～23毫米时，必要时可以每天监测两次，一直到排卵为止。通过B超监测时，需要观察双侧卵巢的大小、形态，并记录卵泡的数量、大小以及月经第几天等。

每个人在不同的月经周期卵泡的最大直径大多相同，当卵泡直径小于17毫米时，妊娠的可能性很小。同时，通过超声检测还可以清晰观察子宫内膜的厚度与形态，对于预测妊娠有一定的作用。

加强黄体功能

一些内分泌性女性不孕是由于黄体功能不足导致的，也有部分患者在应用促排卵治疗后需要加强黄体功能，常用的药物是绒毛膜促性腺激素、天然黄体酮等。

治疗排卵障碍引起的不孕，患者需要遵循下面几点治疗原则：首先，确诊病因后要及时看医生，不要讳疾忌医；其次，要注意适当休息，避免过度劳累；第三，要坚持正规系统的治疗，直到建立3次以上有序的月经周期，切忌中途停药；最后，要积极配合治疗，坚持每天监测基础体温，定期复查内分泌激素或盆腔B超。

输卵管性不孕症的误区与治疗方法

　　输卵管性障碍是造成女性不孕症的一个重要原因，约占1/3。由于导致输卵管不通的原因有很多，大大增大了治疗难度。特别是病原体多样化，非炎症病变率正在逐渐增加，以及长期不规范的用药导致菌群失调，或迁延不愈，为临床研究输卵管性不孕提出了新的课题。同时患者在输卵管性不孕症的治疗中存在很多误区，往往会延误治疗时机，这也是一个不可忽视的因素。

　　输卵管性不孕症存在不少误区，主要有下面五个方面。

盲目就医，贻误治疗时机

　　医学是一门科学，在对输卵管性不孕的诊治过程中应遵循科学规律，对其进行分类，明确诊断，然后对症治疗。在治疗过程中对机体的各种变化进行检测，得出准确的数据，使用在临床上被证明是有效的治疗方法，只有这样才能说是遵循了科学的治疗方法。

　　但是由于目前我国的不孕症医疗市场非常混乱，许多小诊所的医生趁机使用一些不科学的治疗方法欺骗患者获取钱财。另一方面是患者在就医过程中很盲目，不能科学地识别不育症领域中的真假医生。有些患者甚至会轻信秘方、偏方，而秘方、偏方只是经验方，并没有针对性，并不是针对每个人都有效，有时反而会贻误病情，延误治疗时机。

轻信广告宣传

　　很多不孕症患者因为求医心切，盲目轻信广告宣传，到一些不规范的诊所，这些诊所医生将目前医学上无法解决的疾病说成相对性的，对患者进行毫无希望的治疗，让患者白白花费了大量金钱。把绝对不孕如无精症、先天无子宫、卵巢早衰等疾病诊断为相对不孕。把"无精症"的化验单改成"少精症"，诱导患者继续服药治疗。或者以医生为中心，盲目夸大某一项技术，例如"试管婴儿"，虽然它是盆腔输卵管因素不孕治疗的里程碑，但如果将其不适当的扩大应用，如能够应用比较简易的输卵管微创技术输卵管介入治疗方法来治疗的，直接推荐试管婴儿治疗就不合理了。

把输卵管不通和不排卵混为一谈

　　输卵管与卵巢是两个相近的器官，二者各司其职，有联系又有本质的区别，不能混为一谈。卵巢位于输卵管的下方，是一对扁椭圆形的性腺器官，外侧以漏斗韧带连于骨盆壁，内侧以骨盆卵巢固有韧带与子宫相连，其主要功能是分泌女性所必需的性激素，产生卵子。输卵管则是一对喇叭状弯曲的长管，长约7~15厘米。输卵管的作用即是每月一次周期性地把卵巢所排出的卵子输送到子宫腔内，卵子游动是借助输卵管自身的蠕动和在子宫内膜上皮生长的绒毛运动。

子宫　　　　输卵管

卵巢

在治疗方面，不排卵与输卵管不通的治疗方式是完全不同的。对于不排卵所致的不孕，最新的技术是美国AAD连续卵泡监测技术精确检测卵泡发育，内分泌平衡疗法促排卵，而输卵管不通的最新方法是导丝介入技术或腹腔镜手术以达到输卵管通畅。

认为试管婴儿是万能的治疗方法

对于治疗输卵管不通，试管婴儿技术是最后的可供选择的方法，却并不是最好的、最有效的治疗方法。试管婴儿技术主要适用于那些男性少精、弱精、输卵管不通、患有子宫内膜异位症、女性严重的排卵障碍、免疫性不孕、不明原因的不孕情况。但这并不是说这种不孕症患者就可以做试管婴儿或选择做试管婴儿才是最佳的，因为这几种情况的不孕都可以通过药物或手术进行治疗。

试管婴儿是一项高、精、尖的复杂技术，做试管婴儿不仅花费高昂，而且部分患者在做试管婴儿的过程中可能会出现意外和不良反应，从而给自身带来更大的痛苦。另外，试管婴儿很难保证一次成功，因此输卵管性不孕患者，应在其他治疗方式都失败的情况下再考虑做试管婴儿。

盲目用药物治疗输卵管不通

当输卵管不通患者没有找到致病原因时，都曾遭遇到毫无作用的"活血化瘀或消炎药"的药物治疗。输卵管炎、盆腔炎可以由多种病原微生物引起，如化脓性细菌、淋病、结核等等，但他们造成的后遗症，都是粘连不通。这时，想治好输卵管不通只能是去除输卵管内的粘连和瘢痕，而最有效的治疗手段是采用手术疗法。

那么对于输卵管性不孕患者一般采用那些治疗方式呢？

（1）**输卵管重建术**：进行输卵管重建手术有三个成功的先决条件：选择适当的患者、手术前进行输卵管造影、腹腔镜检查。输卵管阻塞手术是否成功取决于阻塞部分的病理变化与手术的方法和技术，这种治疗方法对输卵管的破坏比较大，成功率也比较低，所以输卵管重建术只能是在有限的情况下纠正不孕症的手术。该手术适用于那些生殖器官良好，有取得满意成效的可能性，同时有关妊娠的其他条件都具备的情况。

（2）**胚胎移植手术**：该手术主要用于输卵管性不孕，如输卵管阻塞严重不宜做成形术或输卵管切除术。将促排后的卵通过穿刺取出，待体外处理后与经过处理的精子混合在一起受精，待受精卵发育到一定时期后将其移入子宫底部。这就避开了病变的输卵管而另辟了一条途径，达到了生育目的。

（3）**经宫腔通液术**：在月经周期内反复进行输卵管通液术，为期3个月，用地塞米松5毫克、庆大霉素8万U，加入20毫升生理盐水中，缓慢注入宫腔，有减轻局部充血水肿、抑制纤维组织形成，达到溶解或软化粘连的目的。在月经干净后3~7天进行。

> **健康小贴士** >>>
>
> 治疗输卵管性不孕，患者一定不要盲目就医。治疗不孕不育，一定要到专业的正规医院，以免浪费人力、物力、财力，还延误了病情的治疗。

卵巢性不孕的西医疗法

卵巢性不孕是指由卵巢病变造成的不孕，卵巢因素引起的不孕约占不孕症的15%~25%。卵巢性不孕是由多种因素引起的，如卵巢功能早衰、先天性无卵巢或幼稚型卵巢、卵泡膜细胞瘤、多囊卵巢、睾丸母细胞瘤等都可以影响卵巢激素分泌及排卵。另外，一些全身性疾病如重度的营养不良，或饮食中缺乏某些重要的营养因素，也会影响卵巢功能而导致不孕。

伴随着就业竞争的加剧，不少职场女性的压力越来越大，开始变得紧张焦虑，或者长期处在抑郁、忧虑和恐惧不安的精神状态中，卵巢不再分泌雌性激素及不排卵，月经开始紊乱甚至闭经，造成女性的不孕。那么卵巢性不孕有哪些治疗方法呢？

卵巢肿瘤

卵巢肿瘤是造成卵巢性不孕的一个重要因素。分泌雌激素过多的多发性卵泡囊肿会引起持续性的无排卵。卵巢的实质肿瘤如分泌女性激素的颗粒细胞瘤、卵囊膜细胞瘤、各种分泌激素的肿瘤，表现女性男性化的肿瘤如睾丸母细胞瘤、门细胞瘤以及男性激素的类肾上腺皮质瘤都与女性不孕有关。除有恶变倾向的卵巢肿瘤外，在切除肿瘤时应尽可能保留正常的卵巢组织。

多囊卵巢综合征

该病症在治疗上可以采用药物治疗，也可以采用卵巢楔形切除和卵巢切开、穿刺囊肿等手术疗法，也能收到很好的效果。腹腔镜下多囊卵巢打孔术是一项现代微创技术，进行此手术具有操作简单、术后盆腔粘连少和恢复快等优点。

卵巢子宫内膜异位

在卵巢子宫内膜异位导致的不孕中，主要是病灶侵犯卵巢所致，可以采用保守手术进行治疗。手术应在保留正常的卵巢组织的情况下，尽量切除可见的病灶，也可以在腹腔镜下电灼比较小的病灶，同时还能松解盆腔内的轻度粘连，也可以通过镜管的附属针头抽出子宫内膜囊肿的内容物。

卵巢炎

卵巢炎分为非实质性与结核性的卵巢实质炎、周围炎，对于炎症主要以抗炎治疗为主。对周围有纤维粘连的炎症，可以考虑采用剖腹手术或腹腔镜下粘连分解术。但结核性引起的卵巢炎症，除形成寒性脓肿外，其他不建议开腹或腹腔镜下粘连分解术。

卵巢位置异常

卵巢下垂会造成输卵管伞端与卵巢解剖位置改变，影响卵子正常进入输卵管。患者可以采用做卵巢固有韧带缩短术，将卵巢系膜缩短或固定于子宫后壁。粘连性的子宫位置异常多由子宫内膜异位和炎症所致，这些都可造成不孕，患者可以考虑采用手术或腹腔镜下分解粘连术进行治疗。

健康小贴士 >>>

　　卵巢性不孕的预防和保健：女性平时可以经常食用些植物性食物，如谷类、小麦、黑米等。用红豆、黑豆、大豆每天打豆浆喝，是非常安全的一种补充植物性雌激素的方式；女性还要常喝鲜奶，预防因卵巢功能下降引起的骨质疏松；加强体育锻炼，瑜伽、游泳被认为是释放身心压力，保养卵巢及增加骨密度的重要方式；最后，在日常饮食中，要减少摄入酒精、盐类和咖啡，降低骨质疏松的可能。

射精障碍性不育的治疗

　　作为一种常见的男性性功能障碍，射精障碍是指不能自主的控制射精的快慢，或者不能射精或者逆行射精等。如果男性出现射精障碍无疑给性生活蒙上了一层阴影，更严重的是射精障碍会导致不育症的发生，因此关于射精障碍的治疗就成了人们关注的一个焦点。

早泄的治疗

　　心理治疗：夫妻双方需要理解与协作，懂得重建射精条件反射的可能性，消除患者的忧虑心理，建立信心是治疗的先决条件。

　　药物治疗：用1％的地卡因或2％利多卡因类表面麻醉剂在性交前10分钟涂于阴茎头处，降低阴茎头的敏感性。服用镇静剂鲁米那、非那根提高射精中枢阈值。α肾上腺素能阻滞剂酚苄明减低交感神经兴奋性等都有助于延长射精时间。

不射精的治疗

心理治疗：通过对大部分功能性不射精患者讲解性知识，消除错误观念及不良影响后并辅以性行为指导，往往能取得立竿见影的效果。

电刺激和电震动疗法：一般有五成以上的功能性患者可以一次性治愈，绝大部分患者多次重复治疗也可以恢复正常。电刺激治疗不射精症的成功率为61%。

药物治疗：在性交前1个小时服用作用于α和β受体药物麻黄素有助于射精功能的恢复。

其他方法：内分泌失调或药物导致的射精障碍，可以通过适当补充激素或停服影响射精类药物。射精管梗阻可以通过内腔镜切开射精管口。

逆行射精的治疗

药物治疗：这种治疗只有在膀胱颈结构完整且有活动功能时才会有效果。如糖尿病或自主神经病变患者，药物可以增强其刺激，促使膀胱颈关闭，而先天性宽膀胱颈或膀胱颈切开术后，效果不佳。药物有抗胆碱能类制剂溴苯吡丙胺、去甲丙咪嗪、丙咪嗪，抗组织胺以及麻黄素等均有一定的疗效。

手术治疗：各种原因导致的膀胱颈过宽而发生的逆行射精，可以采用膀胱颈重建术，增加膀胱颈阻力，使精液能够顺行从尿道口射出。

姑息性治疗：一些患者治疗的目的是生育问题，因此可以通过膀胱内加入缓冲液，降低膀胱内尿液的酸碱度，降低尿液对精子的破坏作用，取出含有精液的尿液标本，经过离心处理后进行人工授精。

健康小贴士 >>>

> 患者平时要多了解一些性健康的知识，有助于消除性紧张和性羞怯心理，树立正确的性观念，必要时还可以请医生给予指导。正常的性生活能够使夫妻关系愉悦，增进双方的感情，但性生活频繁或长期手淫，会造成射精中枢受到过分刺激而疲劳衰竭，造成射精困难。患者要注重加强体育锻炼，还要避免服用对性功能有损害、会导致不射精的药物如奋乃静、呱乙啶、吩噻类药等。

精子异常引起的不育

前面我们曾提到中医治疗精子异常引起的不育，那么目前西医是怎么治疗该病证的呢？

雄激素

摄入大剂量的雄激素可以通过抑制垂体促进性腺激素的分泌，从而影响曲细精管的精子发生，直至无精子症。当治疗停止后，原来被抑制而贮存的促性腺激素释放，使精子的发生恢复到治疗前甚至更高的水平。常用的有庚酸睾酮200～250mg，两周一次肌内注射，直至出现无精子症。停药3～4个月内精子会增加甚至超过治疗前的水平。不良反应有阴茎持续勃起、乳房增生、前列腺增生以及肝功能损害等，用药时应注意随访监护。

抗雌激素药物

常用氯米芬25～50mg，每日1次，连用25日，停药5日，他莫西芬10～20mg，每日1次，3～6个月为1个疗程。

人绒毛膜促性腺激素

对于特发性少精子症，人绒毛膜促性腺激素的临床应用剂量不一。近年来许多学者主张人绒毛膜促性腺激素与人绝经期促性腺激素联合应用，可以起到协同作用。人绒毛膜促性腺激素可用2500～5000U，人绝经期促性腺激素常用75U，每周2次肌内注射。

促性腺激素释放激素

促性腺激素释放激素是一种由10种氨基酸组成的十肽激素，可以调节垂体释放卵泡刺激素和促间质细胞激素，能够人工合成。可以分为肌内注射、静脉注射和鼻内给药。有人认为对于特发性少精症，每天平均用促性腺激素释放激素250ug，至少用药三个月，可以提高生育能力。

阴囊降温

用有制冷装置的阴囊托，通过控制蒸发，来降低阴囊温度，从而改善精子的发生。

甲基黄嘌呤类药物

甲基黄嘌呤类药物可以通过抑制环核甘酸磷酸二酯酶的作用，增加腺嘌呤核糖核苷酸数量，从而增加精子活力。

抗生素治疗

由于生殖管道慢性感染引起的精子质量异常，只有彻底治疗，才能提高精子的数量与活力，临床上可选用复方新诺明，每次2片，每日2次，10～15天为1个疗程，休息一周，继续治疗10～15天，也可以使用林可霉素、诺氟沙星、氧氟沙星等。

手术治疗

隐睾症、睾丸移植、精索静脉曲张等手术可以提高睾丸的生精能力，如用手术治疗输精道梗阻导致的不育可以恢复管道的通畅。

健康小贴士 >>>

无精子症是指经过多次的精液常规检查都没有发现精子，这种疾病约占生育期男性人群的1%，其中在男性不育患者中，约有8.3%～30%是由无精子所致。无精症分为真假两种，真无精症又称"先天性无精症"，是由于睾丸生精细胞萎缩退化，不能产生精子；而假无精症又称阻塞性无精症，是指睾丸能产生精子但由于输精管阻塞，精子不能排出。无精症在临床上并不多见，但患者基本或完全丧失了生育能力。

生殖器异常引起的不育

由于精子和生殖泌尿系统异常等原因造成的男性不育是最常见的，然而还有一类男性不育应该引起人们的注意，那就是生殖器异常所引起的不育。生殖器异常不育一般包括鞘膜积液、先天性小阴茎、阴茎硬结症和尿道下裂这些典型症状。这些症状一般比较容易确诊，然后再采取措施有针对性的进行治疗。

在现代，由于医学技术的进步，手术方法也在不断改进，对男性生殖器异常导致的男性不育的治疗已经有了质的飞跃，可以大大减轻患者的生理和心理创伤。

鞘膜积液

鞘膜本身和其周围的组织或器官发生病变，使鞘膜的分泌、吸收功能紊乱，形成了各种不同类型的鞘膜积液。而鞘膜内长期积液，会造成内压增高，使睾丸缺血，睾丸生精功能不良，导致男性不育。鞘膜积液的治疗方法可以分为保守疗法、穿刺疗法、手术疗法，医生可以根据患者的年龄、身体状况、积液量多少、症状轻重、有无并发症及病因分类选择最适合的方法。

保守疗法。原发性的鞘膜积液一般积液量少，囊内张力低，病程短，无睾丸萎缩及男性不育者不需要治疗。对于急性炎症性积液和外伤性积液，以治疗原发病为主，局部可以采用热敷、理疗等促进吸收，不能吸收者再做后期处理。

穿刺注射疗法。通过药物刺激使鞘膜脏层和壁层粘连而抑制鞘膜过度渗出或闭塞鞘膜腔来达到治疗的目的，常见的药物有5%的鱼肝油酸钠、95%的乙醇、四环素等。该疗法的主要适应证有：

（1）积液量较少，囊壁薄的原发性鞘膜积液；

（2）近一年内无发作史的炎症性鞘膜积液；

（3）丝虫病性鞘膜积液；

（4）年老体弱者以及不能耐受手术或不愿意接收手术者。

禁忌证为疝型、交通型鞘膜积液、梅毒、结核、肿瘤引起的鞘膜积液及鞘膜血肿。

该疗法一般每隔1~2周注射一次，优点是操作简单、痛苦小和花费少，缺点是复发率较高，且伴有发热、药物过敏、局部红肿、急性精索炎及睾丸炎等并发症。注射前一定要明确患者积液的原因，严格进行无菌操作，注射后严密观察。

手术疗法。手术治疗适用于各种类型的鞘膜积液，治愈率高达99%。手术中可直视检查鞘膜及阴囊内器官，必要时做快速组织学检查。

（1）交通性鞘膜积液。与腹股沟斜疝手术的方法相似，除切除鞘膜外，还要在腹股沟内环处结扎与腹腔沟通的鞘状突管，并做高位悬吊。

（2）鞘膜部分切除术。该手术适用于较小的精索鞘膜积液、中老年人较大的鞘膜积液以及鞘膜周围粘连严重不宜大面积分离的患者。手术中切除囊肿前壁鞘膜后，还要将鞘膜切开缘与内膜层致密缝合，防止出血和粘连复发。

（3）鞘膜翻转术。将较大的鞘膜积液大部分鞘膜切除后，翻转至睾丸和精索的后方，鞘膜浆膜面朝外予以缝合。缝合精索部鞘膜时不能过紧，以免阻碍血液循环发生睾丸萎缩。

（4）鞘膜切除术。这是一种比较常见的手术，它适用于精索鞘膜积液。手术会将积液部鞘膜仔细与精索分离，完整切除，手术治疗效果值得肯定，并发症也很低。手术中要严格止血，仔细分离，保护睾丸和精索。如果手术中出现其他病变应予以适当处理。

先天性小阴茎

小阴茎是指虽然阴茎结构与正常人无异，但远远小于正常的同龄人。正常的男性新生儿阴茎长度平均为3.75cm，而小阴茎多不足1cm。进入青春期后男性的小阴茎呈儿童型，阴茎勃起无力或不能勃起，绝大部分不能性交导致男性不育。

雄激素缺乏是小阴茎的主要病因，合理的使用雄性激素可以得到较好的疗效，而且年龄越小治疗效果越好。药物剂量也应根据患者对药物的敏感程度而定，一般丙酸睾丸酮1～2mg／kg，每周1～2次，3个月为一个疗程。治疗过程中可以通过测定血浆和尿中睾丸酮含量以调整药量。用药期间阴茎可见明显增长，但停药后仍可缩小，然而长期大量使用雄激素可以使患儿性早熟和骨骺早期愈合。因此，合理、适时的使用药物，按时随访观察是非常重要的。

手术治疗适用于那些以确定为男性的患儿，采用阴茎延长整形术，目的就是使阴茎获得最大的长度。

阴茎硬结症

阴茎有疼痛、硬结、痛性勃起及勃起时阴茎向患侧弯曲，影响性生活并导致男性不育。触诊时硬结界限清晰，椭圆形或条索状，常常在阴茎背侧中线靠根部处，少数也会出现在远端或侧方。

该病的治疗方法有很多，但大部分没有收到满意的效果。保守疗法曾使用透热法、离子透入法、小剂量X线、镭放射、碘化钾、对氨安息香酸钾（每日12克，分次服用）、及甲苯肼50mg，每日两次，共2～3个月，或使用地塞米松2mg加2%普鲁卡因1mg，进行局部注射，每周1～2次，这种方法能收到一定疗效，注射4～6周后疼痛消失，纤维斑块软化缩小，这可能是由于类固醇使基质水肿消退，而使病变减轻。还可以通过局部注射加口服维生素E。对于那些不能接受类固醇治疗者，可以使患者单纯口服维生素E100mg，一日3次，3~6个月。

目前也出现了外科疗法治疗阴茎硬结症的案例，切除板块后通过填充脂肪组织或假器，或者通过腹部皮肤移植。但应注意的是手术会造成新生疤痕，因此手术治疗只适用于那些病变严重，保守疗法失败，不能完成性生活或有重度钙化的患者。

尿道下裂

该病证是男性泌尿生殖系最常见的先天畸形，发病率为1/300。另外，此病还有隐性遗传，如果夫妻生下一个患此病的孩子，则其他将出生的孩子会有1/10的发病几率。当尿道皱襞形成管形发生障碍时就会导致尿道下裂，严重者阴茎呈腹侧屈曲畸形，此种畸形在勃起时会更严重，难以将精液射入阴道内，从而导致男性不育。

手术治疗方法大约有200多种，治疗的目的就是为了让阴茎抬头竖直，重建缺损段的尿道。治疗方式不外乎下面两个阶段：第一阶段为阴茎下曲矫正术，第二阶段完成尿道成形术。

健康小贴士 >>>

生殖器异常的注意事项：不要穿紧身的牛仔裤，牛仔裤不但会压迫男性生殖器官，影响睾丸的正常发育，还因不透气、不散热不利于精子的生成；不要久骑自行车，自行车的车把的高度低于车座，腰部的弯曲度增加，人的重心向前倾，会阴部、睾丸、前列腺紧贴在坐垫上，长时间挤压会出现水肿、缺血、发炎的症状，从而影响精子的生成以及前列腺液和精液的正常分泌而导致不育。

免疫学因素导致的不孕不育

夫妇婚后同居平均一年内受孕的约为81%，两年内受孕约占90.5%，因此一般把同居两年内不孕者称为不孕症。美国的统计资料表明约有15%左右的夫妇欲孕而不孕，50%左右是女方的原因，40%左右是男方的原因，10%左右原因不明。其中大约有10%～20%的不孕症有免疫性因素参与。

免疫性不孕是因为生殖系统抗原的自身免疫或同种免疫而造成的不孕症。有时免疫反应是引起不孕症的原发因素，有时是继发于其他疾病，如男性生殖系统炎症可诱发抗精子的免疫反应，如此反复循环可以加重不孕症。

免疫性不孕最常用的治疗方式有以下几种：

激素疗法

关于激素疗法的报道有很多，方法不一，结果各异，主要有：

● 强地松20mg，每日2次，连服1个月，再改为20mg，每日1次，继服1个月。

● 强地松20mg，自其配偶月经周期第1～10天，每日2次，第11和12天早晨服5mg，经三个疗程的治疗后重新检测血浆和精浆抗体水平，如果抗体滴度下降或稀释，追加至九个疗程的药物。

● 倍他米松1mg，每日3次，服1个月，继服1mg，每日2次，1个月再改为1mg，每日1次，继服1个月，复查抗精子抗体滴度。总的来说，一般男性免疫不育患者用激素疗法效果较好，疗效为24%～50%。而对女性患者则疗效不佳，且不良反应较重，因此多不被采用。

使用避孕套

使用避孕套对抗精子抗体阳性的女性患者而言比较有效可行。对于抗体阳性者每次性交都可能是一次加强免疫。使用避孕套可以减少女性体内淋巴细胞与精子及其抗原接触的机会，使用时间长短要根据抗体滴度而定。

● 有抗精子抗体的女性患者，特别是宫颈黏液有抗精子抗体者可以通过人工受精直接把精子注入子宫腔，但这个方法效果不理想。

● 体外受精后再相入也是一个可行的方法。

这一方法虽然可以让患者受孕，但是由于受精卵和早期胚胎有精子抗原的附着，因此，如果患者体内有高滴度的抗精子抗体时也有流产的危险。

因此，对于男性免疫性不育患者，首先要检查其生殖道是否有炎症或尚未治愈的损伤。如果有的话可以先治疗原发病灶，然后选择激素疗法或其他疗法，同时检测抗体滴度来了解疗效。当抗精子抗体滴度低至几乎没有时才可以进行阴道内射精。但也要了解其配偶是否抗体也是阳性。而对于女性免疫性不孕患者，首先要考虑使用一段时间避孕套来避免不断致敏，同时配合中药消除抗体，检测抗体滴度直至为零才可以考虑受孕。如果已经怀孕需要检测妊娠3个月，切忌反复尝试怀孕，因为不断的致敏只会使抗体滴度居高不下，更不易治疗，造成经常性流产。

免疫性因素是导致不孕症的一个重要原因，有些不孕患者可能是单纯由免疫因素所致，有些则是其他因素共同参与而形成，因此需要更深入的研究，从中找到治疗的方法。

健康小贴士 >>>

免疫性不孕的诊断要点如下：首先通过临床检查排除双方其他因素；精子宫颈黏液接触实验，排卵前镜下看见宫颈黏液接触面的精子不活动、"颤抖"或活动迟缓；血清或宫颈黏液抗精子抗体阳性或抗卵透明带抗体阳性，即可诊断。

夫妻生活失调

夫妻性生活处理不当，不但会影响生活质量，甚至会造成不孕不育；相反，如果合理地安排好性生活，则可以提高不孕不育夫妇怀孕的机会。

性生活习惯

在一些性知识贫乏的地区，在不孕的女性中，经期间同房的人很多，他们错误地认为经期同房可以提高怀孕率。其实，经期同房会刺激机体产生抗精子抗体，引起免疫性不育。甚至会造成细菌上行感染，导致输卵管阻塞而致不孕。

有些夫妇为了预防尿路感染，养成了性交后立即起床小便的习惯，从卫生角度来看，无可厚非。但是对于不育夫妇来说，长期如此未必妥当，这样会导致精液大量溢出。

性生活过频

广州的一家康复中心的调查报告显示，到此就医的不育患者大约70%有性交过频史，特别是新婚夫妇每天性交1～2次，持续1～3个月的不乏其人。其中有部分不孕不育夫妇至求诊为止，仍然保持着性交过频的习惯。他们抱着"百发必有一中"的心态。

正常男性性交时，会射出2～6毫升的精液，其中含有3000万个以上的精子，其中70%的精子有正常的活动能力，但只有1%～5%到达子宫腔，最有仅有一个精子与卵子结合成为受精卵。这说明精子的淘汰率非常高。如果夫妻性交过频，会造成精子供不应求，质量也差，极大的影响受精。另外，精子作为一种抗原物质，频繁地对女性刺激，会使女性不断产生抗精子抗体，使精子发生凝集或失去活力，直接影响受精。

性高潮

夫妻性生活出现性高潮时会增加受孕的几率，理由如下：女性性高潮时，子宫内会出现正压，而高潮之后急剧下降为负压，精子容易向内游入宫腔；性高潮会导致子宫位置升起，使宫颈口与精液池的距离更近，利于精子向内游入；阴道在正常情况下pH值为4～5，呈酸性，不利于精子的生存活动。性兴奋时，阴道液增多，pH值相应升高，更适合精子的活动。夫妇双方学习一些性生理、性心理知识，促进女方性高潮的到来，一方面可以提高性生活的质量，另外对于提高生育机会也大有裨益。

选择性生活时机

在排卵期性交可以提高受孕率。如排卵周期为28天的，在月经来临那天开始算到第14天为排卵日，月经周期不足28天的，计算方法也可以相应改变。每个月经周期一般只排一次卵子，卵子的寿命为24小时，所以应在24小时内与精子相遇才能受精。精子可以在宫颈管中存活1~2周，但其授精能力有限，一般认为不会超过72小时，由此可以推算在预定排卵日的前两天，预定的排卵日当日及排卵日后一天各同房一次，受孕的机会就比较大。

有些两地分居的夫妻经常过"星期六"式性生活，长期如此很难会碰到排卵期。遇到这种情况女方应该预测排卵期，更改探亲的时间，才能提高怀孕的机会。

健康小贴士 >>>

夫妻间的不洁性生活也可能会导致不孕不育。不洁性生活是指同房的一方患有可以通过性生活传播的疾病或带有这类的病原体。这时患者的唾液、精液或分泌物中的病原体趁亲吻、抚摸、拥抱特别是性交时，从破损甚至完整的黏膜皮肤直接侵入人体。其中性放纵、性乱、婚外性关系都属于不正当性接触，而由于不正当性接触双方都互不了解对方的健康状况，很容易成为不洁性生活。

不孕不育患者的用药禁忌

不孕不育是夫妻双方最关注的一个问题，由于不看专家，只是道听途说，经常会胡乱用药，而因为药物的不良反应影响生育的患者占4%~6%。因此不孕不育患者用药时一定要在专家的建议下使用，不能轻听别人的意见，否则会有很大的隐患。

由于药物原因影响生育，称为药源性不孕症，现在我们来认识一下究竟有哪些药物会引起患者的不孕不育。

抗高血压药

利血平是治疗高血压的常见药物，它可以使组织中的儿茶酚胺耗竭而产生镇静作用，从而间接地降低性欲。长期使用这种抗高血压药会影响丘脑下部的垂体功能，从而抑制精子的产生。

麻醉和镇痛药

杜冷丁、吗啡、海洛因等药物会干扰下丘脑垂体系统的调节过程，使阴茎不能勃起，以致不能完成性交过程，造成射精障碍，引起不育。

磺胺药

复方新诺明常用于治疗扁桃体炎、呼吸道感染、尿路感染等，其在生育方面的不良反应是抑制睾丸功能，使精子的活动能力明显下降，精子数目也大大减少。柳氮磺胺吡啶是治疗溃疡性结肠炎的药物，它也能导致精液缺乏，精子异常，同时伴有精子数量减少，精子活力降低从而导致不育。

抗生素

使用抗生素如呋喃西林及其衍生物会抑制睾丸细胞碳水化合物的氧耗和代谢，使生精细胞中的二十二碳六烯酸浓度下降，造成精子数量减少，最终导致不育。另外，大环内酯药物如麦迪霉素、红霉素、螺旋霉素会杀死或杀伤精子，存活的精子的活动力也明显下降。

甲氰咪呱

此药常用于治疗十二指肠溃疡，长期大量使用会引起精子的数量减少而不育。有报道称每日口服1200毫克，9周后精子的数量会减少43%。

激素类药物

长期应用类固醇激素会抑制男性下丘脑-垂体-睾丸轴功能，造成睾丸萎缩、精子生成减少等引起不育。雌激素药物的使用会使男性出现射精延迟、不能射精和阳痿，即使能射精也只是很少量的精液。应用肾上腺皮质激素可以使女性产生月经不调、闭经，应用雄性激素会使女性出现月经延迟、性欲亢进和男性化等。

镇静安眠药

长期使用或滥用镇静安眠药会使男性出现性欲低下、阳痿或性高潮丧失，会使女性出现排卵障碍和月经失调。氯丙嗪可以抑制促性腺激素的分泌，导致雌激素和睾丸素分泌减少。

不孕不育患者应遵循科学的方法，不要盲目用药，需要先确诊，后治疗，根据不同的病因选择不同的帮助受孕措施。

为了避免用药给不孕不育患者带来危害，人们可以采取这样的预防措施：未生育前要慎做流产，因为首孕分娩可以预防免疫性早期继发和血型不合性晚期习惯性流产；宫外孕要尽可能采用介入或内窥镜手术，最大限度地保留输卵管和生育功能；慎用超排卵药物，不单用口服排卵药，珍惜卵细胞等。

健康小贴士 >>>

不孕不育患者在确定了正确合理的治疗方案后，也许没有收到立竿见影的疗效，比如有些治疗会使用睾丸素、克罗米芬等药物，这时精子的数量可能会更少，而这常常是正常现象。我们不能仅仅从一次的检查来判断效果，一定要注意坚持满一个疗程。

第五章

健康孕育从饮食开始

饮食对身体有绝对的影响，饮食中所含各种成分进入身

体，接受身体的分解、吸收，并发挥更为深远的作用，成为

滋养细胞、维持人体健康的重要因素。人类的孕育与身体内

的激素分泌有着密切的联系，而某些食物中所含的营养成分

可能会影响身体激素的分泌。因此，调整饮食、调理内分泌

对健康孕育有着非常重要的作用。

⊕ 健康孕育的饮食原则

当女性得知自己即将成为妈妈时，除了欣喜若狂外，会更加注意补充营养以保证胎儿在母体内能吸收到足够的营养，但补充营养并不等于多吃、乱吃，准妈妈们不仅要选择合适的食物、进行合理的调配来制定出完善孕期的营养计划，而且在计划怀孕的三个月前就要加强营养，以准备迎接宝宝的到来。

由于营养不足会导致女性卵细胞的质量受到影响，就无法保证怀孕时胎儿的质量，而且如果孕前及怀孕早期母体内叶酸的水平过低，胎儿的神经系统发育也有可能受到影响，进而增加脊柱裂儿或无脑儿的出生率，所以备孕前的营养补充就显得尤为重要。那么，怎样的饮食原则才能带来健康的孕育呢？

越早补充叶酸越好

很多女性都是在得知自己怀孕后开始补充叶酸的，其实叶酸补充得越早越好，通常要在准备怀孕前的3个月开始补充。因为叶酸对于早期胎儿脑部和脊髓的发育十分重要，能够预防脑部和脊髓缺陷的发生。而在补充叶酸时，除了服用唯一被国家卫生部批准的叶酸增补剂"斯利安"片外，还可以多吃一些富含叶酸的食物，比如菠菜、生菜、芦笋、豆类、苹果、柑橘、橙子等。需提醒的是，除了女性要补充叶酸外，男性也要多吃这些食物来补充叶酸。

主食要杂，不能单一

主食搭配不能单一，要选择中等加工程度的米、面，不要太精，要粗细搭配，米面、杂粮、干豆类掺杂食用，这样才能获得全面的营养，并能提高食物蛋白质的营养价值。

多吃绿叶蔬菜

饮食中要增加绿叶蔬菜的比例，要让绿叶蔬菜占到总饮食的2/3，但选择时要尽量避免被污染过的蔬菜，应选用新鲜的、天然的食品，食用前要充分清洗干净，以避免农药污染，避免食用含食品添加剂、色素、防腐剂物质的食品。

荤素搭配要适当

在饮食上还要做到荤素均衡搭配，要适当吃一些热量高的食物以保证充足的热能、维持合理及稳定的体重。另外，适当吃荤还能保证脂肪的摄入，而脂肪所含的必需脂肪酸是构成机体细胞组织不可缺少的物质，其中，增加优质脂肪的摄入更是对怀孕大有裨益。

另外，不挑食不偏食，不吃刺激性食物，最好不要吃奇怪或少见的及加工过度的食物。即使保证了孕前营养，也不能掉以轻心。另外，怀孕期间，准妈妈的营养需求比平时要高很多，到了怀孕中后期，胎儿发育迅速，需求量就会更多，这时必须要摄取高于平时的热量、蛋白质、钙、铁及各种维生素和微量元素。如果这时准妈妈营养不足，就会严重损害其身体的健康，还可能使准妈妈出现比较严重的妊娠反应及骨质过度流失等情况。所以，孕期的准妈妈们更要注意营养的均衡摄入，以保证妈妈和胎儿都能安全度过40周。

除了以上这些孕前及孕中都要注意的饮食事项外，孕中的准妈妈还要注意：

多吃蛋类

蛋类中所含的蛋白质是已知天然食物中最优质的蛋白质，而且蛋黄中还含有丰富的钙、铁、维生素B_1和B_2等多种营养素，是孕期准妈妈最理想的食物。

多吃鱼类

鱼类是补充蛋白质的上品，而且鱼肉纤维细嫩，含有丰富的维生素B_2、锌及硒。深海鱼类的脂肪中还含有丰富的DHA，对胎儿的脑和神经发育非常有益。

适当吃些动物肝脏

畜、禽的肝脏含有丰富的维生素A和铁，孕中期和晚期的准妈妈应适量食用来补充微量元素。

每日食用奶类制品

奶类中的脂肪熔点低、颗粒细小，含钙丰富，易于消化吸收。其主要成分酪蛋白为含磷复合蛋白，具有足够的必需氨基酸，也是一种完全蛋白质，而且奶类几乎含有一切已知的维生素，维生素A和维生素B_2含量更是非常丰富，建议准妈妈们每日食用250克左右。

适当食用大豆类食品

大豆蛋白质中除含蛋氨酸之外，还含有丰富的赖氨酸，与谷类同时食用可提高谷类蛋白质的营养价值。大豆脂肪中含有丰富的亚油酸，可防止准妈妈血脂升高。除蛋白质和脂肪外，豆类食品还含有丰富的微量元素如钙、铁、维生素B_1和B_2，建议准妈妈们每日应食用100克左右。

健康小贴士 >>>

准妈妈们一般每日三餐比较合适，不要暴饮暴食，两餐之间间隔以4～6小时为宜，三餐热量分配比例以早餐30%，午餐40%，晚餐30%为宜。早餐一定要吃，而且要吃得好而精，不能因为贪睡而将早餐和午餐并到一块吃；午餐要吃得饱而营养充足，口味可厚重、可清淡；晚餐要吃得清淡，量少，易消化。

另外，家庭中要尽量使用铁锅或不锈钢炊具做饭，避免使用铝制品及彩色搪瓷制品，以防止铝元素、铅元素对人体细胞造成伤害。

可以提高生育能力的食物

我们平时所食用的某些食物，除了能提供给人体丰富的营养，保障我们的生命、生长、发育之外，还有增进生育能力的作用。这些食物都有哪些呢？

动物内脏：这类食品中约10%左右是肾上腺皮质激素和性激素，适当食用对增强性功能有一定作用。

滑黏食物：鳝鱼、海参、墨鱼、章鱼、木松鱼、芝麻、花生仁、核桃等这类食物中富含精氨酸，而精氨酸是精子形成的必需成分，能够增强精子的活动能力，维持男子生殖系统的正常功能。

富含维生素E的食物：严重缺乏维生素E会导致阴茎功能退化和萎缩、性激素分泌减少并丧失生殖能力，要预防并改善这种状况可常吃富含维生素E的食物，比如麦芽油、坚果、小麦、小米和芦笋等。

富含蛋白质的食物：鸡蛋是这类食物的代表，蛋白质含量可达14.7%，而这些蛋白质中主要为卵蛋白和卵球蛋白，包括人体必需的八种氨基酸，与人体蛋白质组成相近，可以增强元气，是性爱必不可少的一种营养物质。而且，它在体内还可转化为精氨酸，提高男性精子质量，增强精子活力。

富含黄酮的食物：精子以及卵子易受自由基的损伤，而这类食物则可以对精子、卵子起到保护作用，提高精子及卵子的质量。这类食物包括蓝莓、山莓、浆果、葡萄、橙子、桃子、李子及番茄等。

富含锌的食物：人体内的锌对提高精子数目以及精子质量有重要作用。植物性食物中含锌量比较高的有豆类、花生、小米、萝卜、大白菜等；动物性食物中，牡蛎含锌最为丰富，牛肉、鸡肝、蛋类、羊排、猪肉等含锌也较多。

富含色氨酸及酪氨酸的食物：色氨酸和酪氨酸可以促进女性激素的分泌，使受精卵更易着床于子宫内膜。木瓜、大枣、香蕉、螺旋藻、胡萝卜、杏干、番薯、葵花籽及杏仁等食物色氨酸含量较多，而酪氨酸多见于瘦肉、火鸡肉、鳕鱼、花鲈鱼、沙丁鱼、蟹、豆类以及燕麦等食物中。

饮食对男性的性健康也有举足轻重的作用，常吃以下几种食物能让男性保持良好的性欲和性能力。

韭菜：《本草纲目》载：韭菜有补肝、肾，暖腰膝，壮阳固精之效，其在药典上有"起阳草"之名。韭菜籽为激性剂，能固精、助阳、补肾，适用于阳痿、遗精等疾患。

大葱：现代医学研究表明，葱的营养十分丰富，而且能良性刺激性欲，它含的各种植物激素及各种维生素能保证人体激素分泌正常，从而起到壮阳补阴的作用。

人参：其所富含的植物性激素可提升醛固酮的含量，并增加精子的制造量和性活动频率，从而增强男性的性能力。但人参是大补之品，不宜多补，应在医生指导下服用。

当归：其含有的天然植物性激素可缓解因内分泌失调引起的症状，还能补血，让男性保持气血顺畅。

蜂蜜：其含有的生殖腺内分泌素能使性腺活跃，长期坚持服用可使因体弱、年高而性功能减退的情况得到改善。

巧克力：其含有的PEA的化学物质有兴奋作用，能减低压力、稳定神经并有助开放感官，让人们更期待两性之乐。

狗肉：其具有益脾胃、滋补壮阳的作用。用黑豆烧狗肉，食肉饮汤，可治疗阳痿早泄，用姜烧的狗肉能温肾壮阳，但热痪及阳盛火旺者，不宜食用。

鱼类：鱼肉含有的磷和锌等元素，对男女性功能保健十分重要，是滋养性欲的理想食品。

泥鳅：其能补中益气、养肾生精，可调节性功能，其含有的一种特殊蛋白质还能促进精子形成。

海产品：体内缺锌会使男性精子数量减少且质量下降，并伴有严重的性功能和生殖功能减退症状，而女性则会出现体重下降、性交困难等症状，而海产品中含有丰富的磷、碘和锌等，常吃可补充体内微量元素，其中，生蚝中含有的锌则有助于合成男性激素，维持前列腺正常运作。若不能经常吃海鲜，可经常吃些海带、紫菜、裙带菜等海藻类食物。

健康小贴士 >>>

　　影响人类生育能力的因素很多，而饮食不会彻底治疗不孕不育，但很多食物却能在一定程度上促进性欲，进而提高人类的生殖能力。古罗马时代，男性性冷淡时，妻子多用鱼类帮助他们增强性欲；西班牙人利用巧克力来刺激男性性欲；印度的医生则建议男性在性生活之前应多喝用鸡蛋、牛奶、蜂蜜煮成的大米粥。

女性不孕食疗方

　　女性不孕在中医上分为先天性生理缺陷不孕和病理性不孕，而食疗方法对于先天性生理缺陷不孕是没有疗效的。病理性不孕又分为肝郁不孕、痰湿不孕和肾虚不孕，对于这三种不孕，食疗可以在一定程度上缓解病情。

肝郁不孕

　　其临床表现为：女性经期不定，经常提前或延后，行经时小腹疼痛，经量少而且颜色黯淡，有小血块，行经前乳房胀痛，还伴有精神抑郁，烦躁易怒。患者可以采用的食疗方法有如下几种：

玫瑰花糖茶

　　玫瑰花5克，白砂糖10克。把茉莉花、白砂糖入杯，用沸水冲泡15～30分钟即成，渴即饮，当茶喝。

佛手酒

佛手30克，白酒1000毫升。将佛手洗净，用清水润透发软后，切片，再切成1厘米见方的小块，待风吹略放水气后，下入酒坛内，再加入白酒，封口浸泡，每隔5天，开坛搅拌1次，浸泡20天后，即可开坛，滤去药渣，药酒即成。每日2次，每次10~20毫升。

痰湿不孕

其临床表现为：患者多形体肥胖，经期常延后，经量多，经血黏稠，伴有头晕心慌、胸闷恶心等症。人们经常应用的食疗方有：

海带薏米蛋汤

海带、薏米各50克，鸡蛋1个，盐、胡椒粉、味精各适量。海带洗净、切成条，薏米洗净，共放入高压锅内炖至极烂后备用。锅置旺火上，放油将打匀的鸡蛋炒熟，再入海带、薏米，加盐、胡椒粉、味精适量调味即成。

薏米扁豆粥

薏米30克，炒扁豆 15克，山楂15克，红糖适量。薏米、扁豆、山楂洗净后，入砂锅中加水同煮成粥，熟后加入红糖即可。

莱菔粥

莱菔子15克，大米50克，白砂糖少许。把大米淘净，煮粥，待粥将成前，放入莱菔子，煮至成粥，放入白砂糖，搅匀即成。本品可作主食，每日1次。

肾虚不孕

其临床表现为：经期正常，但患者月经后期经量少且颜色变淡，气色不好，伴有腰酸腿软，性冷淡，小便清长，大便不实。常用食疗方如下：

海参粥

海参15克，大米60克，葱末、姜末、盐各适量。海参用温水泡发后，洗净、切成小块，大米淘净，入锅中，加入海参、葱末、姜末、盐及水，煮熬成粥即可。适用于肾阴虚者。

虫草全鸡

冬虫夏草10克，老母鸡1只，姜、葱、胡椒粉、盐、黄酒、味精各适量。老母鸡杀好、洗净，鸡头劈开后纳入虫草10枚扎紧，余下的虫草与葱、姜同入鸡腹中，把鸡放入罐内，再注入清汤，加盐、胡椒粉、黄酒，上笼蒸1.5小时，出笼后去姜、葱，加味精调味即可。适用于肾阳虚者。

米酒炒海虾

新鲜海虾400克，米酒250毫升，菜油、葱花、姜末各适量。把海虾洗净、去壳，放入米酒，浸泡10分钟。将菜油放入热锅内烧沸，再入葱花爆锅，加入虾、盐、姜连续翻炒至熟即成。每日1次，每次50~100克。适用于肾阳虚者。

健康小贴士 >>>

女性不孕症应依据中医辨证与西医辨病相结合的原则进行治疗。活血化瘀药物能改善盆腔微循环，对子宫、输卵管及卵巢的功能有良好的影响，而不孕症的食疗则以富含蛋白质、胆固醇和维生素A、维生素E、维生素B₆以及微量元素锌等食物为宜。另外，部分补肾养血的中药和食物，能促进性腺激素的分泌，或有性激素样的作用，能在一定程度上调节女性不孕。

男性不育食疗方

俗话说"药补不如食补"，不育症患者可根据医生的指导在辨症辨病因后，针对病因选用食疗食补验方辅助治疗不育。

肾精亏虚型 ◄◄◄

患者的临床表现为婚后久不生育，阳痿、遗精、早泄、精子数量少、精子活动能力低，患者通常还会感到头晕、疲倦、腰腿酸痛。这类患者可选用下面这几个食疗方法。

归地烧羊肉

取羊肉500克，当归15克，生地15克，干姜、食用油、酱油、精盐、白砂糖、黄酒各适量。将羊肉切块洗净，入沸水焯一下，待羊肉色变白时捞起；起油锅，烧至七八成热，放入羊肉煸炒5分钟；把煸炒过的羊肉放在砂锅内，加入当归、生地、干姜、酱油、精盐、白砂糖、黄酒及适量清水，用小火煨炖至羊肉熟烂即可。

核桃五味子蜜糊

取核桃仁8个，五味子5克，蜂蜜适量，洗净共捣成糊状即可食用。

虫草炖乳鸽

取冬虫夏草12条，活乳鸽2只，淮山药50克，红枣50克，生姜、精盐各适量。在盛乳鸽的盆内加入清水、冬虫夏草、淮山药块、红枣、姜片，加盖放入蒸笼内，用大火蒸2～3小时，取出加入精盐调味即可食用。

温补鹌鹑汤

鹌鹑2只，菟丝子15克，艾叶30克，川芎10克。鹌鹑洗净，菟丝子、艾叶、川芎用清水1200毫升煎至400毫升，去渣取汁；药汁与鹌鹑一同隔水炖熟即可。

枸杞子炖鸽蛋

取枸杞子15克，龙眼肉15克，菟丝子15克，五味子10克，鸽蛋4枚，白砂糖适量。鸽蛋煮熟去壳，同枸杞子、龙眼肉、菟丝子、五味子共炖，加糖食用。每日1次。

枸杞黑豆糯米糊

取黑豆30克，绿豆30克，淮山药60克（切片），桑葚子30克，枸杞子30克，糯米粉适量。前5味加水适量煮熟，再加糯米粉煮沸搅匀即成。每天做一次，可分多次服用，5天为1疗程。需持续服用。

肾阴亏虚型

患者的症状表现为：婚后不育，遗精、精子数量少、精子活力低、精液少，性欲减退，时或亢进，并伴有腰膝酸软、疲倦、浑身无力、头晕目眩等现象，还会感觉内心烦热、失眠多梦。常见的食疗方有：

淮山海参粥

取淮山药30克，海参30克，莲子20克，大米60克，冰糖适量，煮粥食用。每天1次。

枸杞海参粥

取海参30克，枸杞30克，淮山药30克，糯米100克。将海参浸透、剖洗干净，切片煮烂；将糯米、淮山药、枸杞子煮成稀粥并与海参混和再煮片刻，调味食用，每天1次。

枸杞肉丁

猪肉250克，枸杞子15克，番茄酱50克，白酒、盐、淀粉、白砂糖、白醋各适量。肉洗净后，切成小丁，用刀背拍松，加酒、盐、湿淀粉拌和，腌制15分钟后，滚上干淀粉，用六七成热的油略炸后捞出，待油热后复炸并捞出，油沸再炸至酥盛起，枸杞子磨成浆调入番茄酱、白砂糖、白醋，成酸甜卤汁后倒入余油中炒浓后，投入肉丁拌匀即可。适用于肾阴虚者。

枸杞汁

　　新鲜枸杞子250克。将枸杞子洗净，用干净纱布包好，绞取汁液。每日2次，每次10～20毫升，适用于肝肾阴虚、肝气郁结。症见多年不孕、腰膝酸软、两胁胀满等。

黄精枸杞乌骨鸡汤

　　取黄精15克，枸杞子10克，乌骨鸡250克，大枣5枚，黄酒、味精、盐各适量。把上述用料一起放入锅内，加清水适量，用大火煮沸后，再改用小火煲2小时，加入味精、盐调味即成。

甲鱼炖萸肉汤

　　取甲鱼300克，山萸肉10克，淮山药15克，生姜5片，大枣3枚，女贞子10克。将全部用料一起放入炖盅内，加开水适量，加盖，隔水用小火炖2～3小时，加入味精、盐调味即可食用。

肾阳亏虚型

附味枸炖羊肾

取熟附片20克，羊肾4个，羊肉1000克，枸杞子15克，覆盆子10克，五味子5克，黄酒10毫升，姜片6克，葱花6克，食盐适量。把炖锅置于大火上，加水适量，放入羊肉、羊肾、熟附片、枸杞子和覆盆子、五味子药包，煮沸后撇去浮沫，用小火煨炖至羊肉酥烂，去掉药包，加入少许食盐调味，上桌时撒上葱花即成。

清炒虾仁

河虾仁500克，鸡蛋清2只，干淀粉及调料。洗净虾肉，用食盐拌匀，再加入蛋清，搅拌，加干淀粉，和匀。油四成热时加入拌好的虾肉，熟前加入调料，出锅即可食用。可温肾壮阳，适用于精子畸形率高、畏寒、四肢寒冷、面色发白、精神不振、腰酸腿软，小便清长、尿频的患者。

韭菜炒鲜虾仁

韭菜、鲜虾仁各150克，鸡蛋1个。先炒韭菜，再放入虾仁、鸡蛋，一天一次，10天为1疗程。适用于肾阳虚衰所致精少不育者。

鹿鞭巴戟天汤

取鹿鞭1对，巴戟天、淫羊藿各15克。将上3味共煮至鹿鞭烂熟，切碎。食鹿鞭并饮汤，每日1剂，连服数日。补肾气，健脾胃。适用于精子活动力差所致的不育症。

青虾炒韭菜

青虾250克，韭菜100克，切段。用植物油炒青虾，加入调料再加入韭菜煸炒，熟即可食用。可常食，对肾阳亏虚、命门火衰而致精弱者有辅助治疗作用，这类患者还伴有外阴及四肢寒冷、面色发白、精神不振、腰酸腿软等症状。

痰湿内阻型

这类患者大部分为形体肥胖者，主要表现为：婚后不育，阳痿、早泄、精子数量少、精子活力低或无射精，同时还可能伴有痰多想吐、胸闷恶心、眩晕、气短懒言、食少多寐。

淮山薏米萝卜粥

取大萝卜1000克，薏米30克，淮山药 20克，大米50克，萝卜煮熟绞汁，与薏米、淮山、大米一起煮粥食用。

淮山大枣藕粉糊

取淮山药60克（切片），大枣（去核）5枚，核桃仁3个，藕粉50克，前3味先煎熟，后加入藕粉煮沸搅匀即成，每天1次。

羊腰汤

羊腰子1对，肉苁蓉12克，熟地、枸杞子各10克，巴戟天8克。将羊腰子洗净，切丁，与肉苁蓉、枸杞子、巴戟天同入锅，加水适量炖60分钟至腰子熟烂即可。吃肉，饮汤。每日1次。

健康小贴士 >>>

鱼子也是不育症患者的上好选择，但须注意吃鱼子时要细嚼慢咽，细听能听出轻微的吱吱声，细品卵黄美味。如果人们囫囵吞鱼子，而卵膜抗胃酸能力很强，常常完整排出，穿肠而过，既未能吸收营养，又易造成消化不良。鱼子不宜一次进食过多，以30~50克为宜，每周1~2次。

可导致女性不孕的食物

　　有的女性身体健康，也无不良的生活习惯，一直想要孩子可肚子却一直没有动静。这时，这些女性有没有想过其实是自己生活中不小心吃了某种食物而导致自己一直不能怀孕的呢？下面这些食物想要当妈妈的你可要当心了，因为常吃这些食物有可能会导致女性不孕。

毛棉籽油

　　长期食用毛棉籽油，不仅会使人患日晒病，全身无力、少汗、皮肤灼热、潮红、心慌气短、头昏眼花、四肢麻木、食欲减退；还会严重影响生殖系统的正常功能。成年男性服用毛棉籽油的提取物棉酚40天，每天60～70毫克，短期内精子就会全部被杀死，并逐渐从精液中消失；女子则可导致闭经或子宫萎缩，所以育龄青年不要长期食用毛棉籽油。

酒精

　　酒的主要成分乙醇能使身体里的儿茶酚胺浓度增高，血管痉挛，进而导致女性月经不调、闭经、卵子生成变异、无性欲或停止排卵等，从而影响女性受孕，还会造成乳房、外阴等性腺及器官萎缩，阴道分泌物减少，性交疼痛，对性生活淡漠，失去"性"趣；也会使男性睾丸发育不全，甚至使睾丸萎缩，生精功能发生结构改变，睾丸酮等雄性激素分泌不足，甚至会使男性出现声音变细、乳房增大等女性化表现。这种男性易发生不育，即使生育，下一代发生畸形的可能性也较大。

咖啡 ‹‹‹

咖啡可以提神，也已经成为当今白领不可缺少的饮料，但美国环境卫生科学研究所的一项研究表明：咖啡可直接影响受孕。他们对104名想要怀孕的女性做了调查，在这些女性中，每天喝一杯以上咖啡的女性，怀孕的可能性只是不喝咖啡者的一半。因此，女性如果打算怀孕，就应该减少咖啡的饮用量。

健康小贴士 ›››

不少女性喜欢吃散装类肉类熟食，如超市中的猪肉脯、牛肉干等。因为其味道鲜美、香辣诱人，让人看着就垂涎欲滴。但熟食之所以如此美味主要是因为在制作过程中添加了很多添加剂，如固化剂、抗结剂、染色剂等含铝添加剂，其中含有大量的铝元素。而对生育期的女性来讲，铝元素超标会导致胎儿发育异常。生育期的男性体内铝超标也会导致成熟精子的数量和品质都下降，严重影响其生育能力。所以为了能顺利生下一个健康的宝宝，想要宝宝的夫妻还是要经得起诱惑，少吃这些散装类肉类熟食吧！

远离导致不育的饮食习惯

我们知道，有些食物能增强男性的性欲，而有些食物会严重影响男性的生育能力，平时养成良好的饮食习惯，摒弃不良的饮食习惯有助于男性远离不育症。

导致男性不育的饮食习惯包括：

长期偏食和择食

长期偏食和择食容易导致营养缺乏或营养过剩，而营养不足或营养过剩都可导致男性不育症的发生。

营养不良会降低精液量和精液果糖含量，而严重的营养缺乏则可导致精子生成障碍。营养不良会造成男性体内存在不同程度的氨基酸、维生素和微量元素缺乏，而精子的产生、成熟及活动能力等与氨基酸、维生素A、维生素B、维生素C、维生素E和微量元素锌、钙、铁、硒等有密切关系，尤其是微量元素锌对男性的生育能力影响更大，如饮食中缺乏这些物质，会导致男性精子生成减少、精子活力下降，进而造成不育。

营养过剩主要存在于青少年人群中，青少年时期不节制的饮食会造成营养过剩进而导致肥胖，脂肪沉积使脑垂体后叶脂肪化，导致脑垂体功能丧失或减退，男性激素释放减少，从而出现睾丸缩小、阴茎不发育等，而这些青少年长大成人后不育的可能性会增加。

长期食用被污染的食物

如今的食物品种繁多，人们可以随心所欲购买自己喜爱的食物，但也有很多事物被化学制剂污染，人们可能并不知道这些被污染的食物也是引起男性生育能力降低的一个重要因素。英国的医学专家调查发现，近十年来男性精子数量减少和睾丸缩小与辛基苯酚、丁基苯甲基酞酸酯等有关，而制造食品的包装袋及洗涤剂含有大量这些物质。这些化学物质有雌激素作用，可抑制睾丸的发育和精子的形成。此外，若经常食用被化学除草剂、杀虫剂、杀真菌药物或铜、锰、铝、镉、铅等重金属污染的食物也可影响精子的生成与发育，从而导致不育。为预防这些被污染过的食物对人体造成的不良影响，建议大家尽量到大型的有正规进货渠道的超市或商场购买食物。

烛光晚餐

烛光晚餐虽然能营造出浪漫的就餐氛围，但蜡烛特别是带香味的蜡烛会释放出铅、汞等有害微粒，妨碍睾丸合成雄性激素及精子，为了自身健康，建议男性还是少吃烛光晚餐为好。

快餐食物

现在快节奏的生活使不少人选择快餐来解决吃饭问题，但快餐食物中含有很多大豆制品，长期大量摄入会显现出一些雌性激素的效果，从而诱发男性生殖问题，所以男性最好尽量少吃快餐。

不爱喝水

医学上并没有完全弄清缺水究竟是如何具体影响男性生殖健康的，但是调查结果表明爱喝水的男性比不爱喝水的男性生殖能力更强。

健康小贴士 >>>

海产品中含有丰富的锌、碘等微量元素，常吃海产品有利于男性增强生育能力，但随着环境污染的日益严重，海产品中的汞含量也在不断增加。因此吃海产品要适可而止，尤其是鱼翅，过度进食可能会造成汞在体内的长期积聚，影响精子的活动能力及数量，损害身体。

妇科炎症的饮食原则与疗法

俗话说"三分吃药七分养"，药食同源，食物也是药物，用之得当既可以保健，强身健体。对于可能会导致不孕的妇科炎症，平时养成良好的饮食习惯可预防疾病的发生，也可以减轻症状。

大部分妇科炎症患者都应忌辛辣刺激食物。多食辛辣刺激食物易生燥热，使内脏热毒蕴结，出现牙龈肿痛、口舌生疮、小便短赤、肛门灼热、阴部痒痛等症状，如辣椒、大蒜、咖喱、生姜等调味品和烧烤、油炸类食物；忌烟酒，烟草中的尼古丁可使动脉血与氧的结合力减弱，能使妇科病加重，酒能助长湿热，也应当禁忌；忌海鲜，尤其是阴道炎患者，海鲜可助长湿热，食后容易使外阴瘙痒加重，不利于炎症的消退，如桂鱼、黄鱼、带鱼、黑鱼、虾、蟹等水产品；忌甜腻食物，这些食物有助湿增热的作用，会增加白带的分泌量，阴道炎患者也不宜食用高糖食物，如巧克力、糖果、甜点心、奶油蛋糕等，油腻食物如肥猪肉、奶油、牛油、羊油等；热性食物能助火生痰，加重妇科炎症，所以也要少吃，如羊肉、狗肉、桂圆等；避免使用雌激素过高的补品，因为有些妇科炎症是由于女性体内激素造成的，避免使用这类补品防止它们所含的激素影响女性身体健康。

不孕不育的药膳调养

人们所说的药膳就是在食物中加上合适的药物，是一种含有药物成分的膳食，其实严格来说药膳是一种药物剂型，包括药菜、药粥、药酒、药茶、药汤等，有补肾助阳、滋补肾精、益气养血、疏肝理气、祛痰化湿、活血化瘀等功效。祖国医学源远流长，也研制出很多药膳来辅助治疗不孕不育。

药粥

苁蓉羊肉粥

取肉苁蓉10克，精羊肉50克，大米100克，葱白2根，生姜2片，食盐适量。将肉苁蓉、精羊肉洗净后切成丝或片，先用砂锅煎肉苁蓉，取上清液，去渣，加入羊肉、大米煮粥，快熟时，加入食盐、生姜、葱白，即可食用。此方可补肾助阳，健脾养胃，适合肾阳虚者在秋冬季节服用。

菟丝鸡肝粥

取雄鸡肝2具，菟丝子15克，大米50克，葱、食盐适量。菟丝子先煎，去渣，取上清汁，加入大米、鸡肝、葱，用小火煮成稀粥，熟时调入食盐，即可食用。可养肝肾，壮阳事，适合肝肾不足者服用。

鹿角胶干姜粥

取鹿角胶15克，干姜10克，大米100克。先用大米、干姜煮粥，快熟时，加入鹿角胶末，煮熟即可食用。可补肾阳，益精血，适合肾阳不足者服用。

海马粥

取海马10克，大米50克，白砂糖适量。将海马洗净，先煮取清汤，去渣，加大米煮粥，快熟时调入白砂糖即可，温服，每日1或2次，10日1个疗程。可补肾壮阳，活血化瘀，适合肾阳不足者服用。

羊脊粥

羊脊骨1具，洗净，剁碎；肉苁蓉、菟丝子各30克以纱布包扎，加水适量，共煮炖4小时，取汤加大米适量煮粥，粥熟后加入调料，即可食用。适用于肾精不足伴弱精者，这类患者还伴有健忘、耳鸣、腰膝酸软、神疲乏力等症状。

海参糯米粥

海参适量，糯米100克。先将海参浸透，剖洗干净，切片煮烂，后加入糯米，煮成稀粥，即可食用。适用于肾精亏损不育者。

巴戟天羊肉粥

取巴戟天10克，肉苁蓉10克，羊肉100克，大米100克，葱、生姜、食盐各适量。将羊肉洗净，切成粒。将巴戟天、肉苁蓉先煎，去渣，取上清汁，加入羊肉、大米、葱、生姜，用小火煮成稀粥，熟时调入食盐，即可食用，温服，每日1次。可补肾助阳，健脾养胃，润肠通便，适合肾阳虚弱者服用。

仙人粥

取何首乌30～60克，红枣5～9枚，粳米（或糯米）100克。将何首乌加水煎，取浓汁，去渣。粳米、红枣，洗净，入锅中煮成粥时，倾入首乌药汁，再沸，后加适量冰糖，即可食用。可健脾和胃，益肾填精，适合脾肾不足、阴精虚亏者服用。

药汤

玫瑰豆腐汤

取新鲜玫瑰花瓣10克，砂仁6克，豆腐100克，姜葱适量。将豆腐切块放在瓦锅内，上面放上洗净之玫瑰花瓣和砂仁、姜、葱，加水适量，慢火煮沸15分钟，调味食用。可行气解郁，补虚助孕。适用于肝郁，气血运行不畅所致的不孕症患者。

扁豆脊骨汤

取扁豆50克，猪脊骨250克，佩兰（鲜品）15克，茯苓30克。将猪脊骨洗净后，加诸药同放入锅内，加水500ml，炖1小时后食用。适合痰湿型不孕患者服用。

枸杞黄精煲紫河车汤

取新鲜的紫河车1具（约100克），枸杞子30克，黄精10克。将紫河车去除羊膜，剪去脐带，反复用水漂洗至无血色，切块；其余用料洗净；将所有用料放入锅内，加清水适量，武火煮沸后，改小火再煮1.5～2小时，加食盐调味。饮汤、吃紫河车，1天内服完。可补肾填精，养血助孕，适合婚久不孕属肾精不足者服用。

归芪苓鸡汤

取乌骨鸡1只，当归、黄芪、茯苓各10克，盐适量。在乌骨鸡身上开小口，掏去鸡内脏杂物；把当归、黄芪、茯苓放入鸡肚中，然后用线缝合；然后把鸡放入砂锅内煮烂熟；拆开鸡肚，拣去鸡肚中的药渣，加盐调味即可食肉喝汤；分2～3次服完，月经前每天1剂，连服3～5剂，效果显著。可补气补血，健脾养心，适合原发性不孕症患者服用。

海带绿豆汤

取海带15克，绿豆15克，甜杏仁9克，玫瑰花6克（布包），红糖适量。将绿豆洗净、海带切丝，然后和甜杏仁一同放入锅中，加水煮，并加入布包玫瑰花，将海带、绿豆煮熟后，将玫瑰花取出，加入红糖即可食用。可清热利尿，解毒化痰。适合血瘀者服用。

益气健精汤

人参15克，黄芪、山药各20克，麻雀脑5个，母鸡1只，水发香菇15克，调料适量。将母鸡与麻雀脑入锅中同煮，等七成熟时，加入黄芪、山药、香菇和调料，用小火煨至肉烂。人参用开水泡开，上笼蒸半小时，喝汤吃肉和口嚼人参。

羊肉当归汤

当归20克，生姜10克，羊肉500克，制附子适量。清水500毫升，加当归、生姜、制附子，煎取药汁约200毫升。羊肉放锅内小火焖煮，至肉烂熟时加入药汁，兑匀，并加盐、葱、味精等调味品，稍沸，即可食用。

健康小贴士 >>>

动物的肾与外肾（睾丸）可补肾、益精；狗肉、羊肉可补虚、壮阳、暖腰膝；海参、鱼子能补肝肾；韭菜则可补肝肾、壮腰膝。

第六章

人工受精与人工授精要知道的事

人工受精与人工授精是现代医学治疗不孕不育的两个重要措施，它们的出现意味着困难的孕育事件开始变得简单。不过，这两项也并不像人们想象中的那么简单，科学带来进步的同时，也会产生危险，只有仔细了解了过程，才能做出更明智、合适的选择。

人工"受"精与人工"授"精

人工"受"精和人工"授"精虽只有一字之差，意义却大不一样。人工受精的通俗说法即试管婴儿。体外人工受精与胚胎移植的结合就是试管婴儿，其通常的流程是：药物诱发排卵→B超监测→取卵→体外受精→胚胎移植→移植后处理，这种受孕方法克服了传统治疗的障碍，而且不管输卵管是否通畅都可以实行，可谓是不孕不育患者的福音。

其具体过程为：在黄体中期，即月经第21天开始用药，使体内促性腺激素处于低水平，用药8天左右月经来潮，月经第3～7天开始肌肉注射促卵泡发育的药物，3天后B超监测卵泡发育情况，调节用药剂量，促卵泡发育药物应用10天左右时，卵泡发育成熟，这时经B超引导下经阴道穹窿穿刺可取出卵子，并在体外人工受精，受精卵培养3天后发育成胚胎，并被放入宫腔，移植胚胎后，女性应卧床休息2～4小时。人工"受"精的好处是，整个过程痛苦很小，一般不需住院。

而人工"授"精就是用器械把丈夫或供精者的精子注入女性宫颈管口、内或其周围甚至宫腔内，以达到受精怀孕的一种协助受孕的方法，和自然怀孕差不多。适用于男性不育症。其前提是至少有一侧输卵管是通畅的。好处是，只要有符合的精源或精子，在女性排卵时，随时可以做。

另外，在国内，试管婴儿一个周期大约需花费3万～7万元不等，其中，前期检查，夫妻双方共计需花5000元左右；促排卵时的打针吃药需花1万～1.5万元，主要依据个人身体情况而定，情况不同，用药不同，费用也就不同；取卵子加上培养卵子需花1万元，移植卵子需花5000元，总计在3万元左右。而人工授精的费用则没有试管婴儿那么高，一般随地方及医院的不同而不同，费用也从几百元到上万元不等。费用主要包括夫妇双方的检查、排卵的监测、人工授精的操作等，有的还需要交精液洗涤及促排卵等费用。

需提醒大家的是，由于人工授精和试管婴儿的成功与否都受到很多因素的影响，因此患者要做好一次治疗并不一定能成功受孕的思想准备和要花费一大笔钱的经济准备。

健康小贴士 >>>

　　人工受精还有一种简单的方法，就是精子洗涤合并子宫膜内的人工受精术，这种受精术对于轻度精子活动力差、夫妻体内抗精子抗体自体免疫疾病、子宫颈疾病、性交与射精障碍等轻度的不孕症疾病有一定疗效，一般在治疗后每次有20%的怀孕率。

做试管婴儿时的准备工作

如果明确了不孕不育的病因，确定了要去做试管婴儿，就诊时最好携带过去检查及治疗的资料及证明，以免浪费时间、金钱及精力做重复检查。

这些资料包括：输卵管通畅性检查的报告，如子宫输卵管碘油造影的X光片、B超下通液的报告或腹腔镜检查或开腹手术的医院证明均可；是否排卵的检查，如一年内的子宫内膜病理报告和近三个月内的基础体温单；男方近半年来的精液常规实验室检查报告；夫妇双方的乙型肝炎表面抗原抗体、e抗原抗体和核心抗体、丙肝抗体、肝功能、血型化验报告等，女方的血沉、结核菌素试验、血清艾滋病毒抗体等检查报告。

准备好上述资料后，就可以到选好的不孕不育症治疗医院就诊。一般来说，女性在正式进入治疗周期前，应在预期月经来潮前十天就诊，并再次进行妇科检查，评估卵巢的储备功能，男性要评估男科情况，再进行试验移植，探测子宫腔深度及移植胚胎时导管的方向。

除了以上这些准备工作外，患者还需要注意以下这些事项：

● 试管婴儿的一个疗程大约需要20天，这期间夫妻双方都要注意休息、营养及卫生，并禁止同房。

● 试管婴儿的治疗有长方案和短方案之分，长方案从治疗周期的月经前一周开始用药，短方案从治疗周期月经见红的第2~3天开始用药。用药当日夫妇双方需带身份证、结婚证、计划生育证明原件及复印件到医院签署知情同意书（医院要收取证件的复印件）。

● 用药前患者要认真阅读药物使用说明书，按照说明书或遵医嘱用药，用药过程中若出现不良反应要及时到医院就诊。

● 使用长方案者用药后月经来潮，或用药后12天仍未来月经，要及时联系医生。

● 用药后要遵医嘱回医院做定期的卵泡监测，必要时还要抽血化验激素水平。

● 一般在周期的第12～14天时卵泡成熟，这时就要停止用促排卵药，并于停药当晚9时左右（具体遵医嘱）肌注绒毛膜促性腺激素，注射后36小时左右经阴道取卵，同时丈夫遵医嘱用手淫法取精液。

● 取卵后24小时内不要提重物，不要喝含酒精的饮料，不要使用止痛或者镇静之类的药物，且要按医嘱按时吃药。

● 移植后到了家要卧床休息48小时，可以平卧、侧卧、趴着睡，但不要起床，不能洗澡。去卫生间起来时不要一下坐起来，要先侧身，用手撑着床，慢慢起来。

健康小贴士 >>>

> 月经干净后到胚胎移植前这段时间每晚用热水泡脚半小时，水要没过小腿，可以加速全身的血液循环，对身体有好处。这期间也可适当多吃些补血的食物，或其他中成药，但要因人而异，不能乱吃。

试管婴儿的成功率和影响因素

从30多年前世界上第一个试管婴儿诞生到今天，人类辅助生殖技术得到了前所未有的发展，那试管婴儿的成功率现在到底有多高呢？相信这也是打算做试管婴儿的不孕不育夫妇最为关注的问题。

随着近几年细胞培养液的完善及试管婴儿各项技术的不断成熟，包括医务人员丰富的经验，"试管"婴儿的成功率在世界范围内逐渐提高，从原来的20％～25％已经提高到60％甚至更高的水平。

在各种影响试管婴儿成功的因素中，女方年龄是最重要的影响因素。众所周知，男性到五六十岁时其生育能力还是很好的，但是女性在35岁以后生育能力就会逐渐下降，绝经后其生育能力则会完全丧失。有统计显示，25岁到

35岁的女性做试管婴儿的成功率要高于30%～40%的平均水平，有的能达到50%，甚至更高，但是女性35岁以后由于卵子的质量和数量都有所下降，其做试管婴儿的成功率也会相应下降，到40岁时只能达到20%左右。

除了女方年龄因素影响试管婴儿的成功率外，卵巢、输卵管、子宫的功能也是影响试管婴儿成功与否的重要因素。

卵巢功能

除女性年龄影响卵巢功能外，个体之间的差异也会造成卵巢功能的不同，而卵巢功能越差，得到的卵子越少、卵子的质量越差，妊娠率就会越低、流产率也就随之升高。而卵巢手术特别是卵巢囊肿剥除术、卵巢电凝术都会严重破坏卵巢结构，损坏卵巢的功能。未孕女性应尽可能避免这类手术，避免进行卵巢切除，尽可能多地保留卵巢组织。若得了此类病症，患者可采用超声引导下进行囊肿穿刺并配合药物治疗的方法，这种方法无痛苦，不破坏卵巢组织，能最大程度地保护卵巢功能。但如果囊肿为恶性，可造成人为播散。

输卵管积水

输卵管积水为慢性输卵管炎症中较为常见的类型，在输卵管炎后，或因粘连闭锁，黏膜细胞的分泌液积存于管腔内，或因输卵管炎症发生峡部及伞端粘连，阻塞后形成输卵管积脓，当管腔内的脓细胞被吸收后，最终成为水样液体，也有的液体被吸收剩下一个空壳，当做造影时显示出积水影。

输卵管积水患者若采用试管婴儿技术进行治疗，其妊娠率也低于无积水者，且流产率及宫外孕发生率也会提高两倍，也就是说输卵管积水患者试管婴儿的成功率只有10%～15%，所以在进行试管婴儿治疗之前的输卵管积水治疗就显得非常重要。

子宫功能

若子宫内膜受到严重损伤，且超排卵周期子宫内膜厚度少于7毫米，那么进行试管婴儿时就会出现妊娠率低、流产率高等现象，但目前还没有治疗此病的方法。子宫畸形患者最好在进行试管婴儿前做矫正手术，因为试管婴儿的妊娠率虽不受子宫畸形的影响，但妊娠后流产率及早产率会很高，活胎分娩率也较低。

健康小贴士 >>>

　　试管婴儿的成功率还与医院的医疗设备、医生的技术水平密切相关，医院实验室体外受精－胚胎培养技术和胚胎移植技术的水平能直接关系到试管婴儿的成功，所以患者选择医院时一定要慎重，最好选择大型的正规医院以保证试管婴儿的成功率。

不是每对夫妇都可以做试管婴儿

　　前面讲过，人工受精即试管婴儿。由于人们对试管婴儿缺乏了解，一般会认为试管婴儿不是夫妻的亲生子女，或从字面上理解觉得试管婴儿是在试管中长大的。其实这两种说法都是错误的。

　　其一，培育试管婴儿的精子、卵子均来自于患者丈夫及本人，那试管婴儿肯定是这对患者夫妻的亲生孩子。其二，试管婴儿实际上是指精子和卵子在体外受精形成受精卵后在体外培养48～72小时，形成胚胎后再移植回母体子宫、着床继续发育形成胎儿直至分娩，所以试管婴儿并不是在试管中长大的。

　　那不孕不育患者符合什么条件才能采用试管婴儿协助受孕呢？

　　● 女性患有严重的输卵管疾病，如患盆腔炎导致输卵管堵塞、积水；或患输卵管结核而子宫内膜正常；或异位妊娠术后输卵管堵塞。

　　● 子宫内膜异位症患者。

　　● 免疫性不孕症，男方精液或女方宫颈黏液内存在抗精子抗体者。

　　● 男性患有少精症、弱精症、畸精症。

● 原因不明性不孕症。

● 其他原因的不孕治疗无效者。

● 有遗传性疾病需要做移植前诊断者。

● 其他：如卵泡不破裂综合征等。

除符合上述条件外，患者若存在其他一些情况也是不能进行试管婴儿治疗的，这些情况和不适合做人工授精的情况基本相同，在此就不再赘述了。此外，患者还必须携带结婚证、夫妇身份证及准生证。

健康小贴士 >>>

> 试管婴儿作为一项现代科学的重大成就，不仅能够解决某些夫妇的不孕不育症，还能为开展人类、家畜和农作物的遗传工程做出贡献，能为保存面临绝种危机的珍稀动物提供有效的繁殖手段。

✚ 不要轻易做试管婴儿

试管婴儿虽然给不孕不育患者带来了福音，但这项技术并不是完美无缺的，作为治疗不孕不育的一项新技术，试管婴儿在很多方面有很多副作用，还有可能使患者的身体和心理都受到伤害。

做试管婴儿的第一步是对女性进行穿刺取卵，虽然取卵是在严格的无菌操作环境下进行的，但在穿刺取卵时可能会出现疼痛、出血、损伤脏器或者大出血等情况，也有可能引起感染，给患者造成身体上的创伤。

除此之外，做试管婴儿还会引起很多并发症，包括卵巢过度刺激症和多胎妊娠等。

卵巢过度刺激症

做试管婴儿取卵后约1周左右，会有患者出现腹胀、腹水（甚至胸水）、卵巢增大、胃肠道不适、少尿等症状，这些都属于卵巢过度刺激症，一旦妊娠该症状会持续两个多月才逐渐消除。此类症状多出现在多囊卵巢患者以及一些对药物敏感的人做试管婴儿后。一般要求是，此类患者术后禁止使用HCG（人绒毛膜促性腺激素）安胎，还要时刻与医生联系，在医生指导下用药。

多胎妊娠

由于试管婴儿的费用很高，且成功率大约只是25%～35%，所以为了提高妊娠成功率，胚胎移植的数目通常都大于一个，但这样就很容易导致多胎妊娠的危险。也许患者希望多胎，甚至有的人能正常生育，但为了要双胞胎而去做试管婴儿。多胎妊娠会导致妊娠高血压综合征、流产、死产、早产和低体重儿等症状，而且双胎的孩子因为重量小，发育并不一定很好，母亲也有可能因负担过重而出现早产。因此为了母婴的健康，应避免多胎，移植胚胎时最多也不要超过3个，如发生多胎可通过减胎技术将胚胎减少至1～2个，但在减胎过程也有一些危险。

其他危险

宫外孕

当然，试管婴儿所导致的危险还不止以上这些，比如宫外孕。很多人都知道输卵管不畅通会引起不孕，也能引发宫外孕，宫外孕的危害非常大，甚至会危及患者的生命。但多数人都认为，试管婴儿就是把精子和卵子在体外培养后再送到子宫腔里，由于精卵结合的过程不经过输卵管，因此就不会发生宫外孕，这也是促使很多女性为了避免宫外孕而采用试管婴儿的原因之一。这种观点看似正确，其实只要了解了这方面的专业知识就会知道，这种看法是错误的。试管婴儿也可能导致宫外孕的发生，其发生率甚至比输卵管复通术后的宫外孕发生率还要高。那么，试管婴儿是怎么导致宫外孕的呢？

做试管婴儿时，胚胎在第三天时被放进子宫里面，其移植是通过一条移植管注入子宫腔内的，这时的胚胎组织很小，胚胎移植后通常还要在宫腔内游离三到四天才能找到最佳着床点，然后着床，临床妊娠。如果在这段时间里胚胎跑到输卵管里面去，当输卵管已病变时，胚胎可以自己游回到子宫腔，发生宫内妊娠；如果输卵管通而不畅或积水，胚胎自己无法游回到宫腔，就会导致宫外孕。现在医学上并没有研究出预防试管婴儿不发生宫外孕的方法，除非在试管婴儿手术前切除双侧输卵管，但术前切除输卵管会使宫外孕概率减少，不能保证100％不得宫外孕。这也会给患者增加新的手术创伤及医疗风险，也加重了患者的经济负担。因此，如果患者只是为了避免宫外孕的发生而放弃输卵管堵塞的复通治疗而选择试管婴儿治疗，这无论是从医疗风险、医疗费用、宫外孕的发生率等方面都是得不偿失的。

孩子的智力、健康等受损

从1978年7月25日世界上第一个试管婴儿诞生后，全球目前已有大约400万人通过体外受精技术出生，其中许多人通过自然方式生育了下一代。人们已不再像当初那样认为试管婴儿是怪物，认为试管婴儿的出现会使社会伦理道德混乱。尽管对试管婴儿的认识已逐步深入，但人们还是担心通过这种技术出生的孩子和正常的孩子在智力、身体素质等方面是否一样。

欧盟2003年曾公布过一项跟踪调查报告，报告显示：试管婴儿和正常出生的孩子一样健康，在身体、智力、心理发育及社交能力等方面都很正常。但澳大利亚对1岁以内的这种"试管婴儿"做调查时发现，近20%的孩子在智力和综合运动评分中比正常孩子低。

而国外有新的研究报告显示，由于在做体外受精手术时给女性使用促排卵药物，这可能会使创造出来的胎儿难以正常发育，也可能间接导致这些孩子出生后在身体、智力、心理等方面不如常人。

尽管随着首批试管婴儿的长大成人和他们下一代的出生，其引发的健康问题和负面影响还很难预测。但需要提醒大家的是，试管婴儿只是一项辅助生育的技术，再发达也是"人为技术"，建议想要生育的夫妻，如果不是无法回避的原因，还是选择自然受孕，因为只有通过精子的自然选择，才能生出"高质量"的下一代。

健康小贴士 >>>

试管婴儿也会引起流产，而且流产率要比自然怀孕高。导致试管婴儿流产的主要原因有：患者年龄普遍偏高，她们的流产率要比年轻人群高；年龄高的人染色体畸变率要高于年轻人，而染色体异常会导致流产；试管婴儿较高的多胎妊娠率会造成流产率增高；促排卵药物的使用也会导致流产率增加。

人工授精的分类及过程

人工授精根据不同的分类标准可以划分为多种不同的种类。

根据所用精液来源不同，可将人工授精分为三类：

□ 夫精人工授精：指用新鲜或冷冻保存的丈夫精液进行人工授精。

□ 供精人工授精：指用非配偶关系的男子提供的健康的、正常的、新鲜或经冷冻保存的精液进行人工授精，也称他精人工授精或非配偶间人工授精。

□ 混合精液人工授精：顾名思义，用他人精液和自己精液混合后进行人工授精。

因丈夫无精子而必须考虑施行非配偶间人工授精或混合人工授精的，由于涉及法律、伦理等社会学问题，在应用上应审慎行事。

根据人工授精贮存时间的长短，可将人工授精分为两类：

□ 鲜精人工授精：指精液离体后尽快进行处理，并进行人工授精。主要用于夫精人工授精。优点是较简便，成功率较高，缺点是有传染疾病的可能。

□ 冻精人工授精：指精液离体后采用一种特殊的办法进行超低温冷冻保存（一般保存在-170℃液氮罐中），当需要时将冷冻精液复温后进行人工授精。优点是安全；缺点是成功率较低，需要较复杂的仪器设备。主要用于供精人工授精。

按授精部位的不同，分为六种：

□ 阴道内人工授精：此法不需要暴露宫颈口，可轻易掌握。接受授精者需取截石位，臀部垫一枕头，将采集的精液完全液化后，全部注入阴道后用一塑料塞堵住阴道口，仰卧20～30分钟。在医生指导前，此法可由夫妇间自己来操作完成。

□ 宫颈管内人工授精：接受授精者取截石位，将已液化或处理好的精液0.2～0.5毫升小心地注入宫颈管内1厘米处，再用钝头塑料塞堵住宫颈外口，剩余的精液注在前穹窿。完成操作后病人仰卧20～30分钟。

□ 宫腔内人工授精：就是将丈夫的精液经处理后，去除精浆，集中活动精子的液体，注入患者的子宫腔内，帮助患者怀孕。

□ 腹腔内人工授精：采用后穹窿穿刺将处理的精液注入子宫直肠陷凹内待其自然受精。

□ 卵泡内人工授精：在近排卵时在超声引导下经穿刺针将处理好的少量精子液直接注入成熟卵泡内。

□ 经阴道输卵管内人工授精：在排卵刺激或非刺激周期，由输卵管导管做经阴道的输卵管人工授精。

弄清楚了人工授精的分类，我们再来看一下人工授精的过程。

首先，接受人工授精的不孕女性需要做多项检查，包括：女性内分泌功能检查，以进一步了解卵巢功能；阴道B超检查，进一步了解子宫及双附件（输卵管和卵巢）情况，确认患者内外生殖器是否正常，双侧输卵管是否通畅；子宫腔镜检查，排除因反复的宫腔操作史造成的异常继发性宫腔疾患；胸透或胸部X光照片、子宫颈涂片、肝功能等器官功能的检查；子宫腔碘油造影检查、腹腔镜检查等，以排除是否患有其他妇科病。

做完这些详细的妇科检查后，才能确定患者是否具备接受人工授精的条件，如果具备这种条件，就需要患者估计排卵日，以选择最佳的授精时间。常用的估计排卵日的方法包括测定基础体温、宫颈黏液（一般在排卵前4～5天出现），或接近排卵日连续测定尿黄体生成素的峰值，或连续阴道超声波检查等。

在女方估计排卵期前，男方也要经过一系列的检查，以确保精子质量，包括：精液常规检查、睾丸内分泌功能检查及染色体检查、精子功能检查、男方病原体检查等，无精症要到泌尿外科进行检查及进行睾丸活检，如有成熟精子，可按精子来源的不同采取附睾内抽取精子行单精子卵胞浆内显微注射（PESA-ICSI）或睾丸内抽取精子行单精子卵胞浆内显微注射（TESA-ICSI）。

检查完后若符合条件，赠精者或丈夫要在女方排卵期前经手淫取出精液，然后对精液进行化验，若结果显示精液密度及活动度正常，待其精液液化后，就可用注射器或导管将精液注入阴道、子宫颈周围及子宫颈管内。此时，女方需卧床休息2～3小时使精液不致排出。

接受人工授精的女性，采取膀胱截石位即仰卧、两大腿分开屈曲的姿势，将臀部稍垫高，对外阴消毒后，用阴道窥镜显露出子宫颈，用消毒棉球擦净子宫颈四周围的黏液。然后用2毫升的干燥灭菌的注射器，安一特制长针头（针头长10～12厘米，有150角的弯曲，针头尖端烧制成小球状）吸取已液化的精液1毫升，将针头插入宫颈管内0.5～0.8厘米，缓慢推入精液至宫颈管内，另将多余精液涂布在子宫颈外四周围及后穹窿。取出窥镜，仰卧30分钟至1小时，每次授精后24～48小时内应给抗生素，以预防感染。

在一个月经周期中女性可进行2次人工授精，即在排卵日前3天开始，若按小时计算，即在排卵日和排卵后24小时各进行一次，若在一个月经周期中未能受孕，可连续做几个周期。必要时可用药物诱导排卵和调整好排卵期，以提高受孕率。判定人工授精的成败一般以4~6个周期为界。

在人工授精前，提供精液者应禁欲3~5天，当日取精前要清洗手及阴茎周围，尤其是包皮内的污垢要清洗干净。用手淫方法取精时，要注意避免接触无菌、无毒的取精杯内口，以保证取精完整，若取精杯被污染要立即更换一个重新取精。取完后，应将精液立即送至实验室，待精液液化后开始进行精液常规分析，包括精液量、液化时间、精子计数、活动率、凝集等的分析，并根据精液质量选择不同方法来进行优选处理。整个过程需在超净台内进行，以保证无菌。常用的精液处理方法一般包括：洗涤、上游、非连续性密度梯度离心法、微量非连续性密度梯度离心法等。处理好精液后，可将优选出的精液置于37℃温度下保存。

哪些人适合做人工授精

人工授精作为一项协助受孕的方法，并不是对所有的不孕不育患者都适用，即使是进行配偶间的人工授精，也要严格选择适应证，以收到较好的效果。

配偶间人工授精的适应证

● 女方年龄要小于45岁、至少有一条输卵管通畅及功能正常，子宫及卵巢功能基本正常，这些是必备条件。

● 女方是因为阴道狭窄等生殖道畸形、阴道内疤痕粘连、阴道过于松弛不能贮存精液、宫颈黏液分泌异常等因素导致的不孕，或女方是因为心理因素造成性交时阴道痉挛导致的不孕。

● 男性生殖器官畸形或性功能障碍，如男性阴茎短小、阳痿、早泄、不射精、逆行射精、严重的尿道下裂等导致的不育，或男女双方生殖器官正常，性生活也无问题，但因丈夫精液质量欠佳，如精子计数少于0.2亿/毫升，或精子活动率低于40％以及精液液化不良、精子过少等因素导致的不育。这些情况下可事先对精液进行预处理，如进行浓缩、加酶促使精液液化等，使精液质量提高后再做人工授精，可增加受孕的几率。

● 还有一些不明原因的不孕不育。在经过常规的不孕不育临床检查后均未发现异常的，男女双方符合以下条件者为不明原因的不孕不育：证实女方有规律的排卵周期、性交后的试验呈阳性、两次精液分析正常、免疫珠试验或混合抗球蛋白反应试验呈阴性以及输卵管造影或腹腔镜检查证实盆腔正常，无输卵管粘连及阻塞等。

供精人工授精的适应证

　　男方属绝对不育，患有不可逆的无精子症、严重的少精症、弱精症、畸精症和射精障碍，经多方治疗无效者；男方虽有生育能力，但男方或其家族患有严重的遗传性疾病，且这种疾病可通过遗传传给新生儿者；夫妇间存在有免疫不相容因素所造成的不孕或多次流产、死产者。

　　当然，并不是说只要符合上述适应证就可以做人工授精，若男女双方出现下列这些情况是不能进行人工授精的。

> □ 一方患有严重的遗传、躯体疾病或精神心理疾患；
>
> □ 一方患有生殖泌尿系统感染或性传播疾病；
>
> □ 女方有医学或心理上的原因不适合怀孕者；
>
> □ 女方有激素依赖型恶性肿瘤及其治愈后，或出现不明原因的卵巢增大、卵巢赘生物等；
>
> □ 最近一年有接受化学或免疫抑制治疗者；
>
> □ 一方接触致畸量的射线、毒物、药品并处于作用期；
>
> □ 一方有吸毒等严重不良嗜好。

　　人工授精除满足上述医学条件外，还要"三证齐全"：夫妇双方身份证、结婚证和有效生育证明（县级以上计划生育证明）。这是卫生部有关辅助生殖相关条例规范的明确规定，进行辅助生育治疗的不孕不育夫妇必须携带这些证件才可进行人工授精。

健康小贴士 >>>

　　由于现代医疗技术的不断发展，一些常见性的男性不育，如严重的尿道下裂、逆行射精、勃起障碍、无精症、少精症、弱精症、精液不液化症等都是可以治愈，并使患者自然授精的，所以不孕不育患者不要急于进行人工授精，可先经过治疗确定无法治愈后再考虑是否采用人工授精。

人工授精一定会怀孕吗

人工授精作为一项辅助孕育的技术并不能保证百分之百的授精成功率，其是否成功是受到多种因素影响的。

人工授精的成功率主要与患者的生殖能力和采用此种技术的设备要求有关，如果患者本身生殖能力存在障碍或较弱，精子质量差，那么人工授精的成功率就会下降；如果患者选择进行人工授精的医院的设备和技术不过关，那授精成功的几率也不高。一般来说，人工授精的成功率大概在10%~20%。那么，具体有哪些因素能影响人工授精的成功率呢？

年龄：众所周知，女性的生殖能力在35岁以后开始下降，卵巢功能也呈现下降趋势，尤其是40岁以后的女性更是如此。有很多文献报道：随着年龄的增加，卵子的质量下降，人工授精后的妊娠率也会随之出现下降趋势，调查显示，35岁以后的女性做人工授精的成功率在5%以下。

卵巢年龄：女性的卵巢年龄和生物学年龄是不一致的，现在社会有越来越多的因素会造成卵巢功能提早衰退而影响卵泡的发育和排卵，而成熟的卵泡个数与妊娠的成功率密切相关。

不孕的年限：不孕不育医院的研究数据统计表明，患者的年龄越大，不孕不育的年限越长，人工授精的成功率也越低。

不孕的原因：不孕原因的不同，人工授精后的妊娠率也不同。所以，进行人工授精之前一定要明确病因，以便进行针对性治疗。

男性因素：在女性生殖能力正常的情况下，男性精液的质量也严重影响着人工授精的成功率。对少、弱、畸精症者可进行宫腔内人工授精，而活动精子数和精子24小时存活率则能预测人工授精的成功率，当活动精子总数>10×10、24小时存活率≥70%时，妊娠率可达到89%；而对阳痿和早泄患者可采取夫精人工授精治疗，对无精症患者可采用供精人工授精治疗，治疗3~6个周期后的累计妊娠率也能接近正常夫妇的妊娠率。

此外，由于很多患者是在多方治疗无效后决定进行人工授精的，而以前的手术治疗可能会间接地影响人工授精的成功率，比如说，反复输卵管通液治疗会使输卵管纤毛受到很大程度的损伤，从而降低人工授精的成功率。

另外，对于患有盆腔粘连等妇科疾病的患者来说，医学上证明其进行人工授精的成功率也是比较低的，因此专家建议女性要将妇科疾病治好后再进行人工授精，这样才能提高其成功率。

健康小贴士 〉〉〉

　　在各种不同原因的不孕症患者中，用促排卵治疗和宫腔内人工授精联合治疗排卵障碍患者的妊娠成功率是最高的，周期妊娠率可达30%，远高于其他不孕症患者。而超过6周期未孕的夫妇再进行人工授精治疗的成功率是非常低的，建议这类患者放弃人工授精，选择试管婴儿方法治疗。

图书在版编目（CIP）数据

摆脱不孕不育/王颖编著. --北京：中国人口出版社，2016.1

（名院名医谈健康）

ISBN 978-7-5101-3838-6

Ⅰ.①摆… Ⅱ.①王… Ⅲ.①不孕症－防治 Ⅳ.①R711.6

中国版本图书馆CIP数据核字（2015）第258576号

王 颖 编著

出版发行		中国人口出版社
印	刷	北京和谐彩色印刷有限公司
开	本	720毫米×1000毫米 1/16
印	张	9
字	数	180千字
版	次	2016年1月第1版
印	次	2016年1月第1次印刷
书	号	ISBN 978-7-5101-3838-6
定	价	19.80元

社	长	张晓林
网	址	www.rkcbs.net
电子信箱		rkcbs@126.com
总编室电话		(010)83519392
发行部电话		(010)83534662
传	真	(010)83515922
地	址	北京市西城区广安门南街80号中加大厦
邮	编	100054